# o dia que não terminou

Ficção baseada em fatos reais

## Léo Farah

prefácio **Whindersson Nunes**

Copyright © 2022 by Editora Letramento
Copyright © 2022 by Leo Farah

Diretor Editorial | **Gustavo Abreu**
Diretor Administrativo | **Júnior Gaudereto**
Diretor Financeiro | **Cláudio Macedo**
Logística | **Daniel Abreu**
Comunicação e Marketing | **Carol Pires**
Assistente Editorial | **Matteos Moreno e Maria Eduarda Paixão**
Designer Editorial | **Gustavo Zeferino e Luís Otávio Ferreira**
Imagem da capa | **Canstock photo**

Todos os direitos reservados. Não é permitida a reprodução desta obra sem aprovação do Grupo Editorial Letramento.

Dados Internacionais de Catalogação na Publicação (CIP) de acordo com ISBD

| F219d | Farah, Leo |
|---|---|
| | O dia que não terminou / Leo Farah. - Belo Horizonte, MG : Letramento, 2022. |
| | 160 p. ; 15,5cm x 22,5cm. |
| | ISBN: 978-65-5932-250-3 |
| | 1. Literatura brasileira. 2. Crônicas. 3. Natal. I. Título. |
| 2022-3496 | CDD 869.89928 |
| | CDU 821.134.3(81)-94 |

**Elaborado por Vagner Rodolfo da Silva - CRB-8/9410**

Índice para catálogo sistemático:
1. Literatura brasileira : Crônicas 869.89928
2. Literatura brasileira : Crônicas 821.134.3(81)-94

Rua Magnólia, 1086 | Bairro Caiçara
Belo Horizonte, Minas Gerais | CEP 30770-020
Telefone 31 3327-5771

editoraletramento.com.br • contato@editoraletramento.com.br • editoracasadodireito.com

## AGRADECIMENTOS

Agradeço a Deus que é Soberano no tempo.

Agradeço à minha família que transforma o tempo em momentos incríveis e inesquecíveis.

Agradeço ao meu amigo e sócio Fernando que compartilha seu tempo para juntos mudarmos o mundo.

Agradeço aos homens e mulheres de farda que lutam contra o tempo, nosso maior inimigo ao salvar vidas.

Agradeço ao tempo por me mostrar que nenhuma alegria será eterna, que os melhores momentos da minha vida vão passar, que as pessoas que eu mais amo um dia vão partir, e que os sorrisos e abraços mais sinceros podem ser eternizados na memória.

O tempo ensina que, da mesma maneira que tudo de bom ficará no passado, nenhuma dor será eterna e todo dia é uma nova oportunidade.

"Tudo tem o seu tempo determinado,

e há tempo para todo o propósito debaixo do céu."

– ECLESIASTES 3

# sumário

| | |
|---|---|
| 9 | **UM DIA DE CADA VEZ** |
| | Whindersson Nunes |
| 11 | **PRÓLOGO** |
| 13 | **NÓS VAMOS SAIR JUNTOS** |
| 15 | **UM DIA QUALQUER** |
| 21 | **ÚLTIMA TENTATIVA** |
| 35 | **NA FOTO SOMOS FELIZES** |
| 49 | **#SOMOSTODOSNEGUINHO** |
| 61 | **CAFÉ BOM É BEM ACOMPANHADO** |
| 75 | **CANCELAMENTO** |
| 83 | **SILÊNCIO** |
| 87 | **FRACASSO** |
| 95 | **SAUDADE** |
| 101 | **O DIA QUE NÃO TERMINOU** |
| 111 | **PERSISTÊNCIA** |
| 117 | **AÇÃO E REAÇÃO** |
| 125 | **RESISTÊNCIA** |
| 127 | **CONFIANÇA** |
| 131 | **PÔR DO SOL** |
| 133 | **IMPOTÊNCIA** |
| 145 | **UM NOVO DIA** |
| 153 | **APENAS MAIS UMA CARTA** |
| 157 | **POSFÁCIO** |
| | Dra. Karen Scavacini |

# UM DIA DE CADA VEZ

Whindersson Nunes

Muitas pessoas veem os bombeiros como heróis, porque são profissionais que têm o "poder" de salvar vidas. Fazem isso quando entram no meio de um mar de lama ou numa casa em chamas. Mais do que tirar alguém do perigo, esses homens e mulheres inspiram muitas pessoas por meio das histórias que vivem no dia a dia. E também me inspiram, por mostrarem que, apesar de tanta dificuldade, não podemos desistir.

Quem me acompanha sabe que nasci e cresci em um lugar que não tinha muita estrutura. Não foi fácil, mas na simplicidade, encontrei dias felizes. Quando olho para trás, vejo que já fiz e alcancei muito mais do que planejei. Sou muito grato por todas as vitórias que já conquistei e pelo carinho que recebo diariamente dos meus fãs.

Tenho noção que a minha trajetória e cada momento da minha vida podem inspirar (ou influenciar) outras pessoas, mas eu não sou um super-herói. Sou feito de carne, ossos e sentimentos. Não escondo os meus tombos e as minhas imperfeições, porque foi com todas que conquistei o espaço em que estou agora. Tive os meus medos e ainda os tenho.

Estar no palco me possibilita usar o humor para falar de coisas sérias com leveza. É muito massa saber que o riso pode ajudar alguém a atravessar uma tempestade, mas isso não me torna maior ou melhor. Quando uma pessoa me vê assim eu tento mostrar que sou igual a ela.

Eu não sei de tudo, mas aprendi que o tempo passa muito rápido e às vezes não nos damos conta disso. Algumas pessoas demoram a perceber que perderam tempo demais com coisas que tem preço e não valor.

Acredito que a grande questão é como conciliar a velocidade que o mundo nos impõe com o que desejamos para sermos felizes. Uma solução pode ser parar, porém parar é diferente de desistir, e não é sobre desistência que estou falando, mas sim de uma pausa.

Nosso cérebro mente para nós e pode tentar fazer com que a gente desista e escolha um caminho aparentemente mais fácil. É preciso lutar contra isso e assumir o controle, assim como faz um guerreiro. Um guerreiro sabe que precisa enfrentar muitas lutas na sua jornada, que vai apanhar e cair algumas vezes. Mesmo assim nunca desiste. Então, entre uma batalha e outra, faça uma pausa, respire. Encontre um tempo para a família e amigos, conheça outras pessoas e lugares.

As coisas boas e ruins acabam e de uma forma ou de outra começam novamente. Então, aproveite a jornada da melhor maneira possível. Seja responsável, mas não perca tempo com os remorsos do passado, nem com as cobranças do futuro. Nunca desista e viva o agora, um dia de cada vez.

# PRÓLOGO

– Capitão, estão chamando o senhor no rádio.

– COE[1], aqui é o COBOM[2]!

– Prossiga, COBOM. COE na sua escuta.

– COE, temos uma tentativa de autoextermínio. É uma mulher tentando se jogar do alto da passarela. O endereço está na sala de operações.

– COBOM, recebido. Pode empenhar a guarnição do Pelotão de Busca e Salvamento juntamente com o COE, QSL[3]?

– Afirmativo.

Retornei para a equipe e disse:

– Pessoal, tentativa de autoextermínio. Altura!

Foi necessário falar somente isso para que todos soubessem o que fazer. Tínhamos menos de sessenta segundos para sair. Menon e o Magela já estavam equipados. Carol, Ferreira, Denílson e Magalhães se equiparam rapidamente. Fui até a sala de operações, peguei o endereço com as informações recebidas, entrei na viatura e coloquei o banco para trás para terminar de equipar. Saímos em comboio com duas viaturas.

– COBOM, comboio se deslocando para ocorrência – avisei no rádio e voltei para minha equipe. – Primeiras informações: uma pessoa do sexo feminino, de vinte a trinta anos. Ela está preparando para se jogar. Segundo o relato da testemunha há também uma criança.

---

[1] Comandante de Operações Especializadas.

[2] Centro de Operações do Bombeiro Militar.

[3] "Entendido", na linguagem de comunicação por código via rádio.

# NÓS VAMOS SAIR JUNTOS

A cada quarenta segundos uma pessoa se suicida no mundo. A cada três segundos há uma tentativa[4].

No Brasil, trinta e cinco pessoas se suicidam por dia. Ou seja, a cada hora mais de uma pessoa escolhe encerrar sua própria história[5].

Em meio a tantas pessoas que "conseguem", felizmente existem algumas que tentam, mas não concluem seu plano, pois algo ou alguém impediu que aquele dia terminasse.

Mas infelizmente muitas vezes não conseguimos chegar a tempo. Aliás, sabe qual é o maior inimigo de um bombeiro? Não é a altura, a chama, a água ou a lama. Nosso maior inimigo é o tempo.

O número de pessoas que buscam esse fim tem aumentado. Eu já estive cara a cara com muitos casos, mas jamais imaginei que num mesmo dia receberia cinco chamados de tentativas de autoextermínio. Cinco pessoas, cada uma com seus motivos, querendo tirar a vida. Cinco vidas que cruzaram com a minha para que eu pudesse tentar fazer algo para que aquele dia delas não terminasse. Foi em 2019. O mês era setembro.

---

**4** Dados da Organização Mundial da Saúde (OMS), em 2019.
**5** Anuário Brasileiro de Segurança Pública (2021).

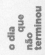

# UM DIA QUALQUER

Todos os dias são de emergências e situações em que alguém, algo ou uma força da natureza está fora de controle. Esse é um clichê para qualquer homem ou mulher que veste com orgulho a farda de bombeiro.

Não recebemos convite para participar de uma festa, um casamento ou um churrasco, a não ser que o fogo tenha tomado conta do ambiente e colocado alguém em perigo. Fatidicamente saímos às ruas porque alguém em algum lugar não conseguiu resolver uma situação que ficou sem controle e que pode se tornar o pior dia de sua vida.

A minha rotina do caos sempre começa com um café. Eu gosto do ritual de esquentar a água, moer os grãos, dobrar o filtro de papel, escaldar com água quente para tirar o gosto do papel, jogar fora o resíduo da jarra, colocar os grãos em pó e aos poucos ir adicionando a água. Quando estou de plantão eu prefiro tomar o primeiro café do dia em casa, pois jamais sei se será meu último café. E tem que ser sem açúcar, pois a vida já é doce demais.

Já no quartel eu gostava de algo para comer junto com o café. Passava na padaria e normalmente comprava um pacote de pão de queijo dormido, aquele que sobra do dia anterior e vendem por um preço mais barato. Eu até gostaria de levar todos os dias o pão de queijo fresquinho, que tivesse acabado de sair do forno, mas não era possível fazer isso com o bolso curto e para um grupamento de quase vinte bombeiros que tem como lema:

"Sempre que der, coma."

Eu sempre tive os camaradas do meu batalhão no Corpo de Bombeiros Militar de Minas Gerais como meus filhos e filhas, mesmo que alguns fossem muito mais velhos que eu. Sabia nome das esposas, maridos, namoradas, filhos, mãe e pai. Minha obrigação como "chefe" era cuidar bem deles para que pudessem voltar em segurança para sua casa. Alguns já trabalhavam comigo há mais de dez anos. Tempo suficiente para olhar e saber como estavam se sentindo cada dia. Se estavam de ressaca, com algum problema na família, se havia algum desentendimento no quartel, se algo poderia atrapalhar ou desviar seu foco e interferir nas decisões difíceis que teriam que tomar todos os dias, impactando outras vidas.

Por isso afirmo: um bom café pode salvar vidas.

Bastava um pouco de tempo com a equipe no café da manhã para saber se ela estava pronta para mais um dia. Aprender isso custou muitos cafés com pães de queijo dormidos, mas fazia a diferença para eles, para mim e para todas as pessoas que encontramos a cada plantão de no mínimo 24 horas. Digo no mínimo porque há plantões que extrapolam as horas de um dia, pois as emergências não têm dia certo para acontecer, nem hora exata para terminar.

O ano de 2019 estava sendo bastante difícil. Eu já era capitão do Corpo de Bombeiros de Minas Gerais. O grupo que eu comandava integrava o BEMAD, Batalhão de Emergências Ambientais e Respostas a Desastres, que foi criado para atender ocorrências mais complexas. E logo no início daquele ano atendemos umas das maiores operações de nossa vida: o rompimento da barragem de rejeitos de minério em Brumadinho, em 25 de janeiro.

Barragens não foram feitas para romper, mas caso isso aconteça é necessário prever que todos aqueles que possam ser impactados estejam preparados, entendendo que essa é uma importante atividade econômica, inclusive para as comunidades que se desenvolvem no entorno, e por isso deve ser realizada com extrema responsabilidade.

Mesmo quem não vivenciou uma situação de emergência desse tipo, certamente acompanhou pela mídia e pode imaginar a dificuldade de localizar e resgatar vítimas em uma grande área tomada por uma lama densa e, muitas vezes, contendo rejeitos tóxicos. Por exemplo, em desastres como desabamentos ou resgates em cavernas, alguns "bolsões de ar" podem ser criados naturalmente, dando mais chance de sobrevivência. Mas a lama é muito cruel. Por isso, realizamos um dos treinamentos mais difíceis da carreira de um militar, o CSSEI, Curso de Salvamento em Soterramento, Enchentes e Inundações. Esse treinamento se tornou uma referência internacional, pois não apenas ensina diferentes técnicas de resgate nessas situações de extremo perigo, mas desenvolve o espírito fundamental para os profissionais que arriscam a própria vida para salvar outras.

O último CSSEI havia sido realizado no final do ano de 2018, cerca de quarenta dias antes do rompimento da barragem da Mina do Córrego do Feijão. Os quase trinta dias que passamos juntos foram muito importantes para nos doarmos ao máximo nessa operação, pois as condições que encontramos ao chegar na região atingida pelo mar de lama infelizmente não nos permitiu salvar todas as vidas que gostaríamos. Duzentas e setenta joias não conseguiram vencer essa batalha. Mas com a ajuda daqueles que eu considero os "heróis de verdade", que são pessoas comuns que nos ajudaram de alguma forma, avançamos na missão de encontrar todos os desaparecidos. A busca por quatro joias segue até hoje, mais de três anos depois. Não vou me alongar nessa história aqui, pois está descrita em um dos meus livros publicados: *Sobre bombeiros e heróis*[6].

Naquele mesmo ano, em abril, fomos designados para realizar ações de ajuda humanitária e resgate em Moçambique, na África. Um forte ciclone havia destruído parte do país e como eu e parte de minha tropa não poderíamos mais retornar para as buscas em Brumadinho por restrição médica, a fim de evitar o contato com o rejeito e problemas futuros com a saúde, decidimos atravessar o oceano com recursos suficientes para uma operação que tinha previsão de durar vinte dias, mas que precisou se estender por quarenta dias, pois fomos surpreendidos por um outro ciclone ainda mais forte enquanto estávamos realizando a missão.

Como podem ver, 2019 parecia um ano muito mais intenso, mesmo que os anteriores também não tinham sido muito tranquilos. No dia 5 de novembro de 2015, o rompimento de outra barragem na região de Mariana, em Minas Gerais, tornou-se um dos maiores desastres ambientais do Brasil, onde também atuamos no resgate de centenas de pessoas nas primeiras horas, conforme descrevo em *Além da lama*[7].

Na verdade, bons bombeiros gostam de plantões agitados. Ficar no quartel sem sair para atender ocorrências é um tédio. Entenda: não torcemos para que desastres aconteçam, mas acontecem. Então nós torcemos para estar de plantão quando algo estranho interromper a normalidade e colocar alguém em uma situação de perigo. Como já disse anteriormente,

---

**6** Editora Letramento, 2021.
**7** Editora Vestígio, 2019.

treinamos e nos preparamos muito para esse momento. O que nos motiva todos os dias é a oportunidade de mudar o rumo de uma história trágica.

Eu gostava de chegar bem cedo no batalhão, uma hora e meia antes da passagem do serviço. É assim que chamamos o horário em que uma equipe é liberada para ir para casa e o outra assume o plantão. E assim eu tomava café mais duas vezes. Uma às 6h30, com o pessoal que estava indo embora, e outra às 8h, com o grupo que estava chegando para iniciar o plantão. Além disso eu participava das ocorrências que aconteciam entre 6h30 e 8h. Se a sirene tocasse, acionando o oficial de área, eu poderia atender o chamado no lugar do oficial que estivesse terminando o plantão.

Geralmente meu ritual era:

– conferir as ocorrências do dia anterior;

– saber se houve algum problema relevante;

– verificar se havia ordem de serviço específica a ser cumprida;

– fazer a barba, colocar farda, engraxar botas;

– colocar os equipamentos na viatura.

E, claro, colocar mais água para ferver e deixar o café de prontidão.

Eu sempre reunia a tropa antes de iniciar o plantão e fazíamos uma oração. Geralmente eu mesmo conduzia, pedindo a proteção e que cada um de nós cuidássemos um dos outros. Em seguida abria a palavra para que eles pudessem falar o que quisessem. Eu gostava de ser o último a falar, pois queria ouvir a todos atentamente, até para saber se estavam bem. Dava até para perceber algo naquele que deixava de falar num dia. Depois eu passava as recomendações gerais, dizia qual seria a instrução do dia e os liberava para tomar o café e comer o pão de queijo dormido.

– Quebra esse galho, capitão. Foi promovido e até hoje compra pão de queijo murcho?

– Pelo menos eu trago alguma coisa além da fome, né Menon?

– Já que você tá reclamando, dá o seu pão de queijo aqui, Menon – disse Magela, pegando o pão de queijo. – Tá perfeito esse pão de queijo, capitão.

Esse é o tipo de brincadeira que acontecia quase todos os dias e que demonstra um pouco do ambiente de normalidade que buscamos vivenciar diariamente, tentando manter a serenidade e principalmente a união fortalecida em um grupo que precisará colocar em prática seu equilíbrio mental e todas as suas forças nas próximas horas.

– Pessoal, assim que terminarmos o café, vamos reunir na sala de instruções. Hoje vamos falar de atendimento a ocorrências de autoextermínio.

– Estamos precisando mesmo, capitão. Ontem o pessoal atendeu duas ocorrências no plantão. Esse setembro amarelo parece que atrai – disse o Denilson.

– É uma forma de ficarmos atentos. Infelizmente sempre tem e acaba virando rotina.

Mas aquele dia de setembro de 2019 extrapolou a normalidade.

Foi um plantão diferente devido ao número de chamados de tentativa de autoextermínio, que superou o que infelizmente já era alto. É triste pensar que uma situação dessas, de alguém querendo tirar a própria vida, pudesse ser algo comum em uma grande cidade como Belo Horizonte ou em qualquer outro lugar do mundo. Coincidência ou não, era o mês do meu aniversário, setembro, justamente o período de uma campanha muito importante que frequentemente é difundida pelos meios de comunicação e pelas redes sociais com a finalidade de prevenir o suicídio. Era Setembro Amarelo.

A partir desse ponto essa história apresenta personagens fictícios, que de alguma forma se conectam com diferentes atendimentos de tentativas de autoextermínio ao longo de minha carreira no Corpo de Bombeiros Militar de Minas Gerais, a fim de compartilhar um pouco dos sentimentos e dos esforços de nossa equipe naquele dia fora do "normal".

# ÚLTIMA TENTATIVA

O despertador tocou às 7h, mas era indiferente, pois João tinha passado a noite toda acordado.

Olhou para o lado e sua esposa estava deitada, dormindo. Ele levantou da cama, foi até o quarto do seu filho e viu que tudo ali também permanecia em um tranquilo silêncio.

Já fazia muito tempo que João desejava ter uma noite tranquila, sem ficar pensando nas contas a pagar. Os boletos de cobrança da companhia de água e de energia se acumulavam. Ele já havia buscado informações e até tutoriais na internet sobre formas de "fazer um gato", pois sabia que logo não poderia mais optar por fazer pagamentos em meses alternados para evitar a interrupção dos serviços em seu apartamento a qualquer momento. A única sorte que ainda acreditava ter na vida era quando um novo dia nascia e ele acendia o abajur ao lado de sua cama para ver se a luz já havia sido cortada.

Até aquele momento não havia qualquer perspectiva de receber algum dinheiro a curto prazo para que pudesse procurar essas empresas e negociar as dívidas, multas, encargos e outros tantos números que se somavam a cada mês, sem que ele pudesse nem mesmo entender se todos os cálculos estavam corretos. Aos poucos a dívida foi tirando dele a capacidade de duvidar, questionar, brigar por direitos que ele também desconhecia e que nesse estágio da preocupação já não tinha muito mais tempo para se dedicar em aprender. Precisava de tempo para arrumar dinheiro. Mas também precisava do dinheiro para conseguir mais tempo. Era um ciclo sem saída, tentando sobreviver. Uma luta em que cada mês era um round, mas quando chegava o final do round o sino não tocava e não havia alguns instantes de descanso que pudessem dar a ele a chance de entender o que estava acontecendo e se recuperar. João continuava perdendo por pontos, sem ao menos uma boa noite de descanso entre os rounds.

A esposa de João não sabia de nada. Foi assim que ele aprendeu com seu pai – carregava sozinho esse peso da responsabilidade financeira e não admitia demonstrar qualquer fraqueza nesse sentido. Ao se casar, havia assumido esse compromisso perante a sociedade que entendia que o homem deve ser o provedor do lar. Esse foi o compromisso que assumiu ao pedir a mão da companheira, que percebia que a situação financeira da família seguia justa, mas não tinha total noção do buraco que haviam entrado.

João também não sabia muito bem como aquela bola de neve tinha iniciado, apesar de não terem faltado sinais que demonstrassem isso. Nascido e criado numa família com condições financeiras razoáveis na região norte do país, aceitou migrar para Belo Horizonte a convite de um primo que tinha aberto uma loja de compra e venda de veículos na capital de Minas Gerais. A aposta deu certo e ele ajudou a fazer o negócio prosperar. Com o bom resultado, o primo logo retornou para a cidade natal. João casou e decidiu permanecer, assumindo sozinho todo o negócio. Durante um período os resultados seguiram favoráveis, tanto que foi possível reservar parte do que sobrava em alguns investimentos bancários, mas que perderam muito o valor durante a crise econômica agravada por uma guerra que acontecia do outro lado do mundo e que derrubou muita gente no Brasil. Foi isso que informaram a ele quando precisou resgatar esse dinheiro no banco para pagar as dívidas que começavam a surgir. Sem recursos para comprar carros baratos e depois vender pelo maior preço, precisou partir para o modelo de comodato. Ou seja, os veículos na loja não pertenciam a ele, que apenas ganhava uma comissão sobre o valor da venda, caso vendesse. Desesperado para conseguir dinheiro a curto prazo, passou a vender os carros da loja por um preço baixo, reduzindo sua margem de ganho para receber algum dinheiro e manter o negócio funcionando, ao menos para cobrir as despesas da loja, como aluguel, energia e uma secretária que ainda trabalhava ali, mesmo após muitos atrasos de pagamento, certamente por também não ter encontrado nada melhor no mercado nesse período de crise.

No começo das dificuldades, João até fez algumas tentativas, acreditando que tudo ia melhorar e que a tal guerra acabaria mais rápido que um míssil, mas isso não dependia apenas dele. Já tinha solicitado aumento de crédito e, sem melhoras nos negócios com os carros, as cobranças bancárias elevadas se tornavam cada vez mais cruéis. Então abria conta em outro banco, já solicitando um empréstimo que utilizava para pagar a dívida com o banco anterior, agora acrescidas de juros. Aumentou as despesas no cartão de crédito para ganhar mais alguns dias e tentar encontrar algum pote de ouro ou ser sorteado na loteria. Logo em seguida, sem encontrar o pote, nem acertar um número da sorte, optava por fazer o pagamento mínimo da fatura, jogando a dívida para o próximo round. Já nesse início passou a não dormir direito, nem acreditar mais na sua capacidade de virar o jogo.

Ainda sem dividir sua preocupação com os outros, tentou cortar gastos. Começou a levar comida de casa para o trabalho, com a desculpa que precisava balancear melhor sua alimentação para cuidar da saúde. Por outro lado, sua esposa, sem saber de nada, continuavam a seguir uma vida normal com o padrão de vida que imaginavam ter. Para manter isso possível e com receio de ser visto como um homem incapaz de sustentar a família da forma que se comprometeu, ele deixava o cartão de crédito apenas para ela utilizar. E toda vez que ele a via chegar com alguma sacola, independentemente do tamanho ou marca, a angústia crescia dentro dele, mas sem aparentar que havia já perdido completamente o controle. João não mentia. Na cabeça dele, simplesmente omitia algo que entendia ser a sua responsabilidade.

Ele saiu do quarto do filho, voltou e a esposa estava na mesma posição. Entrou no banheiro, onde passou boa parte da madrugada chorando. Olhou no espelho e sua cara ainda era de derrota. Ele já não conseguia mais ver o homem que pediu aquela mulher em casamento aos pais dela, fazendo a promessa de dar uma vida completamente feliz. Ele não era feliz com ele mesmo e não conseguia mais disfarçar. Abriu a torneira, jogou água no rosto, na expectativa que pudesse mudar algo em seu semblante, mas assim que abaixou a toalha do rosto, ainda se sentia o mesmo homem fracassado.

Foi até o armário, vestiu a roupa que sua esposa já havia separado no dia anterior, pois ele disse que uma decisão importante seria tomada naquele dia. Ela imaginou que alguma boa negociação envolvendo veículos da loja estivesse para acontecer. Mas para João tudo havia chegado ao limite, tanto do crédito que poderia conseguir dos bancos, mas principalmente da sua moral perante a sua família e a sociedade.

Alguns dos poucos conhecidos que ele tinha na cidade e que sabiam de uma parte dos problemas, já tinham aconselhado para ele simplesmente não pagar nada, pois as empresas poderiam buscar acordos para o pagamento de um valor até menor que a despesa realizada. Mas estar em dívida era cruel demais para ele, pois se considerava um perdedor, alguém que apostou numa mudança melhor para sua vida e não acertou. Leu sobre casos em que dívidas eram perdoadas pelos cobradores depois de alguns anos, mas tempo era um artigo de luxo que ele já não tinha.

Cerca de dois meses atrás, viu uma matéria dizendo que certas cobranças não poderiam ser repassadas para terceiros em caso de falecimento. Aquilo disparou em João a primeira sensação de uma solução. Era estranha, mas era a única que dependia apenas dele. Se ele não estivesse mais ali, não teria que dar explicações sobre seu fracasso. Foi a primeira vez que pensou em um fim. Essa pequena faísca foi tomando força ao encontrar dentro dele material suficiente para incendiar.

Após ter imaginado essa possibilidade, finalmente pensou em buscar ajuda. Descobriu um número de telefone e decidiu ligar. Digitou 188 e ouviu:

– Centro de Valorização da Vida, bom dia!

Desligou imediatamente.

*"E se precisasse se identificar? E se ligassem de volta e ele estivesse ao lado de alguém? E se mandassem alguém até seu apartamento para saber se precisava de ajuda?"* Eram tantos "e se.." que João não seguiu em frente com aquela possibilidade, nem ao menos para entender se funcionava. Somente desistiu.

Após se vestir, João saiu do quarto vagarosamente. Apesar de tantas tentativas, faria mais uma, como um último respiro antes de tomar sua decisão. Naquela manhã iria até o banco, o único no qual ainda mantinha uma conta aberta, para tentar convencer o gerente a lhe dar mais tempo. Assim poderia adiar sua decisão por mais um dia.

Abriu a geladeira lembrou que a esposa havia feito compras no dia anterior, mas ao pagar a conta do carrinho cheio a caixa informou que o cartão de crédito havia sido recusado. De lá mesmo ela ligou para João, que pediu para falar com o gerente do estabelecimento e verificar o que poderia fazer. Ele pegou um saldo que mantinha para as contas da loja e transferiu para o número da conta indicada pelo mercado, finalmente liberando a saída das compras e João de dar uma explicação para sua esposa. Ele ficou olhando para as prateleiras abarrotadas e pensando o que poderia lhe dar um pouco de energia para enfrentar aquela manhã, mas que não fosse muito caro. Foi tomado por mais um sentimento de culpa e fechou a porta sem escolher nada.

Pegou a garrafa térmica na pia da cozinha, despejou o café do dia anterior em um copo e colocou para esquentar no micro-ondas. Ele não tinha ânimo nem para fazer um café, já que era o único ali que tomava. Era um dos poucos prazeres que ainda mantinha em sua rotina diária. Para não acordar ninguém, antes mesmo do aparelho apitar, pegou o copo quente e virou o café em apenas um gole. Aquilo parecia lhe dar alguma energia ao menos para ir até o banco reclamar das cobranças e aplicar novamente o mesmo discurso. Sua esperança era que o gerente pudesse sentir mais compaixão e lhe mostrar uma luz no fim do túnel, e não o fundo do poço.

Era setembro. Normalmente nesse mês a família começava a fazer o planejamento das férias, normalmente para alguma região com praia, algo que a cidade de Belo Horizonte não oferecia. Mas dessa vez não teria viagem, nem férias, e João ainda não estava pronto para contar isso.

Olhou para o relógio que tinha no pulso. Ainda era cedo, mas ele precisava sair de casa antes que sua esposa acordasse e simplesmente perguntasse se estava tudo bem. Independentemente do que ele dissesse, as olheiras entregariam a noite mal dormida e sua cara de preocupação. João parou para respirar em frente a janela do apartamento, olhou a avenida e os carros passando lá embaixo. De repente aquele pensamento estranho surgiu mais uma vez. E se ele acabasse com tudo agora mesmo?

Ele já havia lido que o estágio de alta emoção poderia fazer as pessoas "apagarem" antes mesmo chegar no final, que naquele caso seria o chão da avenida em frente ao seu prédio. Em poucos segundo acabaria com aquela agonia e com muitas de suas dívidas.

Abriu a janela e sentiu um vento bater forte na sua cara como que se quisesse o empurrar para dentro do apartamento. Mesmo assim, decidiu enfrentar o vento. Num impulso passou uma das pernas pela janela. Era um bom apartamento, na zona central da cidade, todo mobiliado e decorado, do jeito que sua esposa sonhava. Haviam comprado assim que souberam da gravidez. Na verdade ainda estava em financiamento, mas pelo andar da carruagem e com a quantidade de prestações em atraso iriam perdê-lo em breve.

Sem olhar para baixo, passou a outra perna pela janela. Então veio um pensamento estranho de que aquilo não seria errado, pois desistir poderia ser um direito dele. Daquela maneira não precisaria explicar para a esposa que falhou. Se desse sorte, poderia até parecer um acidente. Olhou para baixo e os carros na avenida pareciam minúsculos. Ele não ouvia o som de mais nada, somente do seu coração batendo acelerado, enquanto sentia o rosto quente. De repente ouviu um barulho na sala. Virou-se para dentro do apartamento e viu que o porta-retrato havia tombado na estante. Ninguém o viu ali e se sentiu aliviado, mas lembrou da foto com a imagem da esposa. Ela quase sempre foi muito sorridente. Pensou em escrever uma carta para que ninguém achasse que aquela decisão tivesse relação com algum descontentamento com ela. Assim poderia deixar uma explicação de sua versão da história, além de um "eu te amo". Titubeou. Ficou em dúvida se não valeria primeiro tentar mais essa conversa no banco e, se nada mudasse mais uma vez, voltaria até aquela janela para acabar de vez com todo esse sofrimento. Antes que decidisse, o vento novamente o empurrou de volta para interior do apartamento, curvando seu corpo de uma maneira que precisasse segurar com força na janela. Para não cair, ele passou rapidamente para dentro.

Desceu do parapeito e preferiu sair imediatamente do apartamento, pois o barulho poderia ter despertado alguém. Chamou o elevador, mas preferiu ir de escada para não correr mais um risco de alguém encontrá-lo ali no hall. Nem lembrou que eram catorze andares. Enquanto descia, pegou seu telefone e mandou uma mensagem de texto para a secretária de sua loja de carros, dizendo que iria chegar um pouco mais tarde, mesmo sabendo que poderia nunca mais voltar, e pedindo que ela cuidasse de tudo e só o chamasse em alguma necessidade muito urgente.

Já no térreo, colocou a mão no bolso para pegar as chaves do carro, mas preferiu ir a pé, pois o banco estava a poucos quarteirões dali. Saiu pela portaria e cumprimentou Divino, o porteiro sempre muito carinhoso e gentil que cuidava de praticamente todas as funções daquele antigo edifício com sessenta apartamentos.

– Bom dia, Seu João.

– Bom dia, Divino – respondeu só de relance e sem notar aquele homem magro atrás de uma bancada cheia de jornais e correspondências empilhadas.

– Acordou cedo hoje, hein? – continuou com um sotaque mineiro bem carregado. – Bom demais tomar essa brisa da manhã, né?

Aquilo fez João ter a sensação de que havia sido "descoberto". Será que alguém havia visto ele na janela? Para disfarçar, logo se recompôs como se tudo estivesse muito normal.

– É sim. Eu tenho que resolver algumas coisas no banco e quero ser o primeiro a chegar.

– Mas então vai chegar muito cedo, Seu João. O banco só abre às 10h e não são nem 9h.

João estava realmente perdido no tempo.

– Sim. É que eu quero caminhar um pouco.

– Entendi. Por isso o senhor desceu de escada, né?

– Isso mesmo.

– Tá bom, então. Um ótimo dia para o senhor.

– Para você também, Divino.

João saiu pela porta do condomínio e viu os carros passando na avenida. Lembrou que eram bem maiores e mais rápidos do que da cena que viu do alto do seu apartamento. Parou na beirada da calçada e virou em direção ao prédio. Ficou observando a janela que ele havia esquecido de fechar, onde uma cortina branca balançava. Parecia pedir um sinal de trégua para aquele momento de guerra.

Foi caminhando em direção à faixa de pedestres. Enquanto aguardava o sinal fechar para os veículos, imaginou que poderia atravessar a avenida em meio aos carros e tentar a sorte, afinal, para ele já não fazia mais sentido seguir as regras de trânsito. Parecia ter perdido o medo de morrer e de certa forma isso o tornou mais poderoso, como se nada mais pudesse atingi-lo. Ele havia ficado de frente para a morte naquela janela e não sentiu medo, então não precisava mais se preocupar com o que poderia acontecer a partir daquilo. Mesmo assim, preferiu dar uma chance e esperar o sinal para atravessar e seguir sua caminhada.

Ele era só mais um naquela avenida. Ultrapassava os outros pedestres que caminhavam por ali, seguindo cada um para um rumo diferente. Será que mais alguém ali estava com os mesmos problemas que ele? Será que mais alguém abriu a janela e pensou no fim?

Em determinado ponto, parou. Olhou ao redor e viu o menino vendendo balas, o homem com um pano pedindo para limpar os vidros dos carros, a senhora com um bebê em uma das mãos e a outra estendida pedindo algo. Logo ali ao lado estavam os pedestres e os motoristas que em seus carros com vidros fechados praticamente nem notavam aquelas pessoas invisíveis. João lembrou quantas vezes já tinha visto essa cena e quantas vezes ele também não notava aquela luta injusta pela sobrevivência. Os personagens da rua já haviam sido incorporados à paisagem da cidade, assim como em qualquer outro grande centro urbano.

Como aquelas pessoas na rua conseguiam sobreviver com tantas incertezas?

Não sabiam nem quanto precisam ganhar para o mínimo até o final de cada dia, resistindo a tantos "nãos" silenciosos de pessoas que estão mais atentas a qualquer outro tipo de problema. Cada vidro que se abaixava era esperança de uma esmola, que não resolveria o problema para sempre, apenas o empurrava por mais algum tempo, talvez por mais um dia.

Um carro popular abaixou o vidro. A motorista sorriu e entregou um pacote de biscoito para o garoto com as balas. Já a mãe que segurava a criança no colo não teve o mesmo sucesso ao lado de um belo carro vermelho. João lembrou que o último bom negócio que havia feito foi um carro como aquele, que ele tinha conseguido vender há quase seis meses para uma mulher.

........................

A mulher loira circulava pela loja enquanto esperava a documentação do veículo que acabara de comprar. A secretária da loja de João a reconheceu e perguntou se poderia tirar uma foto.

– Você a conhece de onde? – João perguntou baixo sem querer levantar suspeitas para a moça.

– É a Wanessa!

– Wanessa? Mas o nome aqui na documentação é outro.

– Você não sabe quem ela é?

– Eu deveria?

– Ela é a maior *influencer fitness* da internet. Tem mais de um milhão de seguidores.

Imediatamente João viu o telefone que a secretária apontava e conferiu que aquela mulher parecia mais como uma modelo que experimentava um biquíni diferente a cada dia, recebendo milhares de curtidas e comentários muito parecidos:

"Lindaaaa demais"

"Maravilhoooooosa"

"Deusa!!!"

Notou apenas uma ou outra foto com um menino e um homem, que provavelmente seria seu filho e o marido.

A cliente comprou o carro à vista. Falou que queria o vermelho, pois combinaria com o vestido especial para a comemoração de seu aniversário. João achou que era mais fácil comprar um vestido da cor de um dos carros que aquela mulher provavelmente já deveria ter na sua garagem.

........................

João continuou sua caminhada rumo ao banco que estava poucas quadras adiante. A cada novo passo ficava pensando o que poderia falar de diferente, pois provavelmente o gerente veria o fluxo financeiro, saberia de todas as dificuldades dos últimos meses e iria defender os negócios do próprio banco, e não tentar resolver o seu problema.

Viu que ainda não eram 10h, mas que no meio do quarteirão havia uma cafeteria e que poderia esperar ali até o banco abrir. Logo lembrou que esse era um luxo que não fazia mais parte de sua rotina, mas se aquele seria realmente o dia em que encontraria uma ou outra solução, um café seria a melhor forma de comemorar ou se despedir.

Entrou na cafeteria e o lugar e estava bem movimentado. Entre as pessoas que disputavam um espaço ali, destacava-se um senhor de barba branca e cabelos grisalhos que saiam pelas laterais de uma boina verde, usando um suspensório pouco usual. Aquele personagem pareceu bastante diferente para os muitos executivos engravatados e com cara séria que ocupavam todas as mesas e se entrelaçavam no balcão. Enquanto aguardava uma mesa, João continuou observando aquele senhor sentado que parecia aguardar algo. Sobre a mesa dele havia um envelope, que olhava fixamente. Havia uma marca dourada de um laboratório conhecido. Então, o senhor abriu o envelope, tirou uma folha de dentro, que parecia ser um exame, começou a ler e esboçou um leve sorriso. Nesse instante, uma atendente chegou trazendo uma xícara de café e o senhor dobrou o papel e colocou no envelope novamente. Agradeceu a atendente e passou a olhar fixamente para seu café, voltando a esboçar o mesmo sorriso. João se sentiu um pouco aliviado, pois aquele envelope deve ter chegado com a notícia da não detecção de uma doença ou até um exame de gravidez da sua filha, quem sabe? O fato é que aquele homem recebeu uma boa notícia e isso causou um certo alívio em João, que recordou que estava ali apenas para uma desejada xícara de café.

João se assemelhava aos demais clientes daquele ambiente. Terno alinhado, sapatos engraxados e uma expressão de tensão no rosto que se espalhava por todo o corpo. Todos ali estavam muito ocupados e não podiam imaginar que ele estava atolado de dívidas, muito menos com pensamentos que assombravam sua cabeça.

Enquanto aguardava, ele fazia algo que tinha virado uma mania, uma forma de tentar dominar a ansiedade e fazer o tempo passar. Girava a aliança de casamento, tirava e a colocava novamente em seu dedo. Fazia isso várias vezes. Ao voltar seu olhar outra vez para aquele senhor com suspensórios, a aliança acabou caindo no chão. Ele se abaixou desesperadamente e a resgatou, antes que saísse rolando entre as mesas e os belos sapatos dos clientes. Leu o nome da sua esposa gravado na parte interna; isso o fez lembrar do dia que se conheceram e dos muitos planos que fizeram juntos para a família. Sentiu-se mal ao imaginar que tudo terminaria.

O senhor do suspensório já havia pagado a conta para a atendente, levantou-se da mesa, pegou o envelope, dobrou com cuidado e quando foi guardar junto com sua carteira no bolso de trás da calça, ambos caíram embaixo da mesa sem que ninguém percebesse. E ele foi embora.

A atendente que levava a xícara para o balcão perguntou se João gostaria de se sentar, pois uma mesa havia sido desocupada. Assim que ele se acomodou na cadeira, esbarrou em algo no chão. Ao se abaixar, encontrou uma carteira e aquele envelope. Logo identificou a marca e percebeu que pertenciam ao senhor. A carteira estava tão cheia que o dinheiro saia para fora. João nem pensou que aquele dinheiro todo poderia resolver boa parte de seus problemas. Por mais que precisasse, aquilo não era dele. Na parte da frente do envelope estava escrito um nome: "Amado…"

Nem deu tempo de ler o resto. João se levantou rapidamente e saiu correndo atrás do senhor. A rua estava ainda mais movimentada e deu a sensação que não seria mais possível encontrar aquele homem, que poderia ter entrado num táxi ou em algum edifício ali perto.

João não desistiu. Escolheu seguir pela direita e saiu correndo, até que parou na esquina e viu aquele senhor caminhando lentamente um pouco mais à frente. Foi em direção a ele e o chamou.

– Senhor! Senhor Amado!

O senhor parou e virou lentamente, enquanto João chegava esbaforido com a carteira e o envelope nas mãos.

– O senhor deixou cair isso lá na cafeteria.

– Ô, meu filho. Muito obrigado. Eu estava a caminho do banco e parei para tomar um cafezinho – disse aquele senhor.

– Eu também estou indo ao banco. Se quiser, podemos ir juntos.

Eles seguiram caminhando por mais alguns metros até chegar à porta do banco, pontualmente às 10h.

A recepcionista estava acabando de auxiliar o segurança na abertura das portas giratórias. Eles eram os primeiros a chegar.

Assim que entrou na agência bancária, um homem jovem e muito bem vestido se aproximou do senhor.

– Senhor Amado, bom dia.

– Tudo bem, Matheus?

– O senhor guardou bem meu nome, hein?

– Não tem como esquecer. É o nome do meu filho. Só que ele é sem H. Therezinha, a minha saudosa esposa, nunca gostou do H no nome dela e não queria H no nome do filho.

– Então ela fez muito bem. Vamos até a minha mesa. O senhor aceita um café?

Os dois deixaram a recepção e João ficou ali, observando aquela história que por alguns instantes o fez se desconectar dos seus problemas. Então, se aquele senhor era capaz de seguir a vida depois da morte da companheira, certamente sua esposa encontraria uma forma de superar sua ausência também.

– Olá, senhor. Posso lhe ajudar? – perguntou a recepcionista, trazendo João para a realidade que o levava até ali.

– Sim, por favor. Eu vim falar com o gerente da minha conta. Está aqui meu documento. Ele já chegou?

– Eu vou verificar. Enquanto isso, o senhor aceita uma água, um café...

– Um café – respondeu rapidamente, lembrando que ali não precisaria pagar por isso.

João se sentou para esperar. Enquanto isso, novamente começou a girar, tirar e colocar a aliança, agora com um pouco mais de cuidado. Aproveitou para pensar o que poderia falar para o gerente que pudesse mudar o rumo naquele dia. A depender do resultado dessa conversa, aquele poderia ser a última pessoa com quem ele conversaria antes de tomar uma decisão.

– Aqui está seu café. O gerente que vai lhe atender é o Matheus. Ele está em atendimento agora e, assim que terminar, eu venho lhe chamar.

– Obrigado – agradeceu com um sorriso tímido.

Tomou o café vagarosamente, apreciando cada gole como se fosse o último, sem achar ainda qual a melhor estratégia para usar na conversa com o gerente e fugir das dívidas no banco. Enquanto isso, outros clientes entravam. Será que alguma daquelas pessoas também iria negociar dívidas? Ou estavam olhando possibilidades para aplicar seu dinheiro e aumentar seus lucros?

Já tinha pensado em pedir dinheiro emprestado a alguém sem ser do sistema financeiro, mas a única vez que tentou fazer isso o tal "amigo" disse que para liberar algo rápido precisava cobrar como garantia um valor maior que o do banco. Na verdade era só mais um agiota e esse tipo de pessoa poderia fazer algo de ruim para sua família. E se alguém tinha que sofrer por esse problema teria que ser apenas ele mesmo.

Enquanto refletia, João recebeu uma mensagem no seu celular:

– Oi, amor. Saiu cedo hoje? Já está na loja?

João pensou um pouco no que poderia e no que deveria responder.

– Sim. Mas aproveitei para passar no banco e resolver o problema do cartão.

– Ok. Me diz se deu certo.
Vou almoçar na mamãe e quero comprar
uma lembrança pra ela.

Mais despesas. Pelo menos ficaria o dia todo fora. O casal chegou a ter planos de aumentar a família, mas na atual conjuntura isso não seria possível.

João não era filho único. Tinha um irmão que morava na sua cidade natal e que não via há quase dez anos, desde que mudou de cidade. A última vez que se falaram foi cerca de dois anos atrás, quando seus pais faleceram em um acidente de carro. A partir desse dia, eles tinham se afastado mais ainda.

.................

Era final de ano e os pais de João estavam na estrada numa viagem para visitar o filho em Belo Horizonte. João recebeu uma ligação, pegou o celular e viu que era o número do telefone do seu pai.

– Oi, pai!

– Aqui é o tenente Guerra do Corpo de Bombeiros.

– Bombeiros? Aconteceu alguma coisa?

– Qual o seu nome, senhor?

– João. Meu pai está bem? E minha mãe?

– Senhor João, o seu pai e sua mãe sofreram um acidente na estrada e foram encaminhados para o hospital. Precisamos que o senhor vá para lá.

João pegou as informações, ligou para avisar seu irmão e saiu correndo. Ao chegar ao hospital recebeu a notícia: ambos haviam falecido.

.................

– Espero que o senhor seja feliz com essa mudança e me desculpe a demora, mas esse é um pedido incomum, por isso demorou um pouco mais – falava o gerente que caminhava com aquele senhor em direção à recepção do banco.

– Eu que agradeço, Matheus – respondeu o senhor.

Antes de sair da agência, o senhor se aproximou do João.

– Qual é mesmo seu nome mesmo, meu amigo?

– João.

– Pois bem, João. Vi que está um pouco nervoso hoje, até deixou sua aliança cair lá na cafeteria. Mas confia em Deus e tudo se resolve.

João ficou sem reação, não sabia o que falar. Apenas balançou a cabeça e estendeu a mão ao senhor, que saiu lentamente da agência.

– Oi, João. Tudo bem? Vamos até minha sala para conversar? – perguntou o gerente, despertando João do transe.

– Oi! Sim. Tudo bem – olhou para aquele homem com uma cara muito jovem. – Eu não sabia que você também era o gerente da minha conta.

– Sim, me perdoe. Meu nome é Matheus. O antigo gerente de sua conta não trabalha mais nessa agência.

Ele percebeu que o gerente falava algo, mas seus pensamentos em suas dificuldades eram mais altos e não o permitiam se concentrar em algo positivo. Ele estava perdido, talvez nem valesse a pena falar nada e não deixar mais rastros de sua derrota. Estava em dúvida se era melhor inventar uma desculpa qualquer ou falar a verdade – estava desesperado, sem dormir, sem dinheiro. Precisava fazer alguma coisa. Aquela seria sua última chance.

# NA FOTO SOMOS FELIZES

— Que bom que você ainda não saiu.

— Estou atrasado.

— Nossa! Que mau humor. Só preciso que você faça um *stories* comigo acordando.

— Mau humor, Walkiria? Você quer que eu atrase todos os pacientes no hospital para fazer um vídeo seu acordando? Você sabe bem que eu já estou cansado dessas mentiras.

— Eu preciso divulgar esse creme. Você sabe que é assim que eu ganho meu dinheiro.

— Sei. Enganando os outros. Já entendi isso. Me dá logo esse telefone e não me pede mais, ok?

— Reclama mesmo, vai! Até parar de entrar o dinheiro das minhas *publis*.

— E você acha que nós chegamos até aqui com as *publis* ou com o trabalho no hospital todos os dias? Isso sim é um trabalho.

— Mas com o que eu faço na rede social a gente consegue viajar de graça, vamos em restaurantes de graça, eu ganho roupas de graça...

— E você acha que eu ligo para isso?

— Você não sei. Eu ligo. Agora grava logo esse vídeo para mim. E não esquece de mostrar o creme do lado da cama.

Era rotina da casa. Ele se irritava todas as vezes que ela pegava o telefone para gravar mais um vídeo ou posar para mais uma foto. Uma

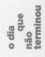

não, várias. Ela se incomodava por ele não entender que aquilo era importante para ela. E novamente contra vontade, ele começou a gravar, sem querer aparecer na cena.

– Bom dia – falou o marido com uma voz nada animada por ter que fingir que estava acordando a esposa.

– Bom dia, amor! Nossa já tá me filmando logo cedo e eu assim toda descabelada? Ainda bem que passei um creminho antes de dormir – diz ela, abrindo os olhos e se espreguiçando – Agora vem aqui me dar um beijinho.

Ele aproxima a câmera do rosto dela, deixando o creme facial noturno aparecer ao fundo da imagem do lado da cama. Antes mesmo de dar o beijo, ele interrompe a gravação, arremessa o telefone sobre a cama e se levanta.

– Pronto! Já pode postar mais uma de suas mentiras para enganar mais um tanto de gente.

– Eu não estou enganando ninguém. O creme é bom de verdade.

– O creme pode até ser bom de verdade, mas sua vida de verdade é uma mentira.

– Meu Deus! Você se irrita rápido demais!

– Rápido demais? Toda dia tem uma foto sua posando quase nua nas redes sociais. Toda semana tem que ter a dancinha de uma coreografia nova para mostrar para os outros. O que você acha que o seu filho pensa? O Natan me disse que os pais dos amigos dele chamam a mãe dele de "gostosa da internet". Esse povo não curte o creme, curte ver seu corpo – ele prosseguiu, enquanto ela conferia se a gravação tinha ficado boa. – Eu não me irrito rápido. É você que está demorando para perceber que muito do que você acredita não existe de verdade. Só existe na sua rede social.

– Não é verdade.

– Não é verdade? Veja quantas curtidas têm suas fotos com pouca roupa e quantas têm uma ou outra que você às vezes posta com alguém da sua família, uma notícia realmente importante ou um pedido para alguém que esteja precisando de ajuda.

– Meus seguidores buscam uma inspiração *lifestyle* e *fitness*. É isso que eu mostro.

– Não. Você mostra a bunda, o peito...

– Eu dou dicas de lingerie, biquíni, produtos de beleza... Você quer que eu faça isso coberta por um casaco? É assim que eu ganho meu dinheiro. E você sabe que é muito dinheiro.

– É. Parece que você realmente não acordou ainda. Falando em dinheiro... Lembra que você comprou um carro mais caro que a casa de muita gente só para combinar com um vestido vermelho decotado. Você quer inspirar alguém assim?

– Você sabe que eu não comprei o carro só para combinar com um vestido. Era um sonho do meu pai.

– Mas isso é o que todo mundo acha quando vê suas fotos?

– Cada um enxerga aquilo que quer enxergar.

– Isso mesmo. E eu enxergo que você largou sua carreira na medicina para virar blogueira. Pelo amor de Deus!

– Não é blogueira. É influencer.

– Influencer? Desde quando influenciar pessoas é uma profissão?

– Se você não tem tempo para estar conectado, tem gente que tem. Eu recebo muitas mensagens dizendo que as minhas dicas ajudam.

– Eu sei como você ajuda o pai dos amigos de seu filho.

Walkiria sabia que as fotos mais ousadas sempre tinham mais visualizações, mas não se importava muito com isso, nem estava preocupada em se aprofundar para saber quais eram os reais interesses de cada um que curtia o que ela postava. Afinal, quanto mais likes, mais publicidade e mais atenção ela conquistava. Esse ciclo era uma forma de independência financeira que ela tinha encontrado, além de uma maneira de se sentir mais valorizada.

Fazia tempo que o casal brigava pelo mesmo motivo e isso acabou respingando em outros assuntos, deixando a relação deles cada vez mais sensível. Qualquer desencontro, que poderia ser apenas uma onda a ser superada e resolvida com uma boa conversa para qualquer casal, acabava se transformando num tsunami dentro daquela casa. Constantemente ele reclamava dela dedicar mais tempo às redes sociais e com conteúdos que achava duvidosos. Mais do que isso, sabia que alguns eram inventados.

Por outro lado, ela também não tinha a atenção que gostaria. A rotina de um médico oncologista num dos principais hospitais de Belo Horizonte era desgastante e ele precisava dedicar muito tempo aos seus pacientes, que sempre elogiavam seus cuidados. Mesmo assim, o pai sempre estava acessível e ao lado do filho, tendo a expectativa que ela fizesse o mesmo. Essa rotina de desentendimentos era tão repetitiva que nenhum deles percebia que estavam se acostumando e normalizando as brigas, e que elas aumentavam de intensidade.

O casal se conheceu na faculdade. Ele, seis anos mais velho, formou-se no curso de medicina no mesmo ano que ela entrou na universidade. Namoraram e logo decidiram morar juntos em menos de um ano, assim que ela descobriu que estava grávida aos dezessete anos. Não foi fácil conciliar a faculdade, a gravidez e todas as novas responsabilidades que assumiram ainda muito jovens. Durante esse período ela começou a usar sua rede social para compartilhar a experiência de ser mãe tão jovem e ainda assim seguir em busca dos sonhos de seu pai, que queria ter uma filha formada em medicina e muito bem-sucedida. Ela vinha de uma família de origem pobre, da periferia da cidade, sem muitas oportunidades e com muitas dificuldades. Quando ainda era criança, sua mãe faleceu de uma doença que não foi bem esclarecida na época, mas Walkiria sempre achou que poderia ter relação com a obesidade, pois viu algumas poucos fotos da mãe e ela sempre aparentava estar acima do peso. Assim, foi criada praticamente sozinha por um pai bem mais velho, que também partiu pouco antes de sua única filha contar que tinha conseguido ingressar na universidade e sem conhecer seu único neto, que ganhou o nome do avô.

Logo no início, ela optou por compartilhar dicas de como alguns conhecimentos que adquiria ao estudar medicina eram aplicados de forma prática em sua vida e faziam efeitos incríveis em seu corpo, que permanecia escultural mesmo durante e após a gravidez. Gradativamente foi aumentando a quantidade de seguidores e admiradores em suas redes sociais.

Até que um dia, quando já estava formada e se especializando em nutrição, ela recebeu uma mensagem de uma conhecida marca de moda de praia para experimentar algumas roupas. Prontamente aceitou, antes mesmo de saber que aquela proposta também vinha acompanhada de um bom dinheiro, desde que ela fizesse algumas postagens vestindo e recomendando as peças. O valor era quase o mesmo que receberia por uma semana inteira de trabalho fazendo atendimentos para pacientes do plano de saúde. Assim, ela começou a dividir seu interesse entre o mundo digital e a carreira na medicina. Entretanto, como o casal tinha planejado abrir uma clínica, a decisão de Walkiria não foi bem-aceita.

No começo o marido achava que aquele negócio de internet era "fogo de palha", uma distração que não duraria muito tempo, até pelo surgimento e desaparecimento de diferentes redes sociais nesse período, mas na pior das hipóteses, se algo desse um pouco certo poderia até fazer com que alguns seguidores se interessassem pela clínica no futuro.

A grande mudança na vida deles aconteceu após um post, seis meses antes daquela manhã. A foto que ela tirou ao lado de um carro de luxo vermelho que havia acabado de comprar para comemorar seu aniversário de trinta anos e realizar o sonho de seu pai, fez um sucesso polêmico e se espalhou rapidamente pela redes, alguns veículos de imprensa e meios digitais. A história e a imagem de uma linda mulher usando um vestido decotado na cor que combinava com seu novo carro aceleraram na velocidade incontrolável da internet. Ela então se tornou uma celebridade digital. Em menos de uma semana ela ultrapassou a marca de dois milhões de admiradores, seguidores e pessoas que por alguma razão queriam acompanhar aquela história. Consequentemente, as brigas em casa aumentaram na mesma proporção, principalmente quando ela insistia em envolver a família nas suas produções.

Aqueles últimos seis meses estavam sendo de muita pressão, mas ela tinha que manter o sorriso e a pose para garantir a melhor postagem e milhares de novas curtidas todos os dias, mesmo que chorasse entre um clique e outro.

Uma forma de abstrair e também cuidar do corpo era passar algumas horas na academia. Só não ia aos domingos. Considerava seu *personal trainer* um bom amigo que a entendia perfeitamente. Era um grande incentivador e não se importava em filmar e fazer fotos para ela. Muitas vezes ele era visto nas postagens e também ganhava muitos seguidores, além da implicância do marido. Sempre que necessário, esse amigo a ajudava a recuperar um pouco de sua energia e do seu ânimo, indicando até alguns suplementos e comprimidos para deixar tudo mais leve, principalmente quando percebia que a tensão na casa dela estava mais pesada. Ela precisava tomar escondido para não ouvir sermão do médico em casa, que certamente discordaria também disso.

Algumas vezes a família tentava disfarçar esse clima e saía para um passeio. Quando estavam em um restaurante ou outro local público, alguém se aproximava para pedir uma foto ou gravava escondido um vídeo, que rapidamente circulava pelas redes sociais e ela repostava, fazendo a alegria desses seguidores, mas causando a revolta de sua família, que apenas queria curtir um momento juntos. A partir do sucesso nas redes, a atenção dela precisava ser dividida entre um marido, um filho e mais dois milhões de seguidores que ela nem conhecia.

Ela acabou de postar o vídeo acordando naquela manhã e foi até a sala para tomar o café da manhã e garantir mais algum registro de sua rotina. Seu filho já estava sentado à mesa.

– Poxa! Já bagunçou tudo.

– Ih mãe, posta foto bagunçada mesmo. Todo mundo tem mesa bagunçada em casa. Aqui não é a "Família Margarina", não – respondeu prontamente seu filho.

– Natan, você e seu pai sabem que eu gosto de postar a foto da mesa arrumada e do que eu tomo meu café da manhã.

– Quer postar uma foto maneira? Posta uma minha assim, oh! – disse o garoto, colocando três biscoitos na boca e cuspindo alguns farelos. – É muito mais legal que esse potinho de comida de passarinho que você come.

– Vocês dois só reclamam. Bom dia pra você também.

– Bom dia? Você já chega me dando esporro com o telefone na mão. Eles têm razão de te chamar de Mãegueira.

– Mãe o que?

– Mãegueira. A Mãe Blogueira. Já estou de saco cheio disso. Uma hora eu solto a minha *mãogueira* na cara de um – disse o adolescente, demonstrando que seu humor matinal não estava muito bom.

O pai chega apressando na cozinha pronto para seguir com sua rotina intensa de consultas no hospital e vê aquela cena:

– Olha aí, Walkiria, como seus *posts* têm ajudado seu filho.

O sentimento do filho mexia demais com ela. Saber que ele estava se sentindo mal por algo que ela estava fazendo ultrapassava o limite de sua compreensão e tirava completamente seu equilíbrio. Queria protegê-lo ao máximo de todos os desafios que surgem na vida de um adolescente e que ela teve que enfrentar sem ter a mãe e, logo depois, o pai por perto. Ter encontrado o marido no início da faculdade lhe ajudou a enfrentar muitas dúvidas e se sentir segura, inclusive para uma melhor criação do menino. Não podia ter muitas outras referências, pois havia se tornado mãe aos dezessete anos.

Ela saiu da sala nervosa. Entrou no quarto e começou a chorar. Enquanto isso, vestiu uma roupa qualquer, arrumou rapidamente o cabelo, secou o rosto e fez uma maquiagem leve, pois só queria sair daquele casa o mais rápido possível. Abriu a porta, confirmou que a casa já estava vazia. Provavelmente o marido já havia levado o filho para a escola e seguido para sua rotina no hospital. Pegou as chaves de seu carro ainda novo e saiu.

No caminho para algum lugar que ainda nem sabia onde era, pensou em ir para a academia onde poderia ficar mais distante dessas cobranças e encontrar o amigo que a entendia, mas não estava devidamente vestida para isso. Então tentou buscar na memória algum lugar ou alguém que também tivesse sido gentil com ela em algum momento. Lembrou do dia em comprou aquele carro para comemorar seu aniversário de trinta anos.

....................

Após fecharem o negócio e entregar sua documentação, o gerente da loja de veículos descobriu que era o dia de seu aniversário. Então, enquanto aguardavam os documentos de transferência, fez um convite para irem a um restaurante ali próximo. Em nenhum momento passou pela sua cabeça que haveria qualquer outro tipo de interesse naquele homem, pois ele nem mesmo sabia que ela era famosa e só parou de chamá-la de "senhora Walkiria" quando ela lembrou que o aniversário era de trinta anos e não precisava do "senhora". Certamente ele só queria agradar uma cliente que fazia uma compra importante no dia de seu aniversário e fazia tempo que ela não recebia um tratamento atencioso de um homem. Ao chegar no restaurante, as pessoas começaram a olhar para ela, pois provavelmente a teriam reconhecido. Ele pediu uma mesa para a recepcionista, que provavelmente sabia de quem se tratava, pois não tirava os olhos dela. Ele puxou a cadeira para ela se sentar e, antes mesmo de se acomodar, pediu desculpas por não perguntar se haveria problema de ser um restaurante natural, pois ele estava precisando balancear melhor sua alimentação e cuidar da saúde. Mal sabia que era tudo ela mais queria.

Uma boa conversa foi o cardápio principal naquela mesa de duas pessoas que não se conheciam e simplesmente deixaram o papo fluir, até receber a ligação da loja informando que a documentação do veículo já estava pronta. Ele pediu a conta, mas não pagou. Assinou seu nome e devolveu o papel para o garçom. Possivelmente deveria ter crédito ali, afinal era dono de uma loja que deveria vender muitos carros de luxo a todo momento.

Na saída do restaurante o inevitável aconteceu. Alguém tirou uma foto do "casal", num ângulo que não favorecia muito a realidade, pois eles pareciam estar próximos demais, enquanto Walkiria expressava um leve sorriso. Só bastava um clique para alguém postar na internet e a notícia rolar. E foi exatamente isso que aconteceu. Em pouco tempo a imagem da influencer almoçando com um homem que não era seu marido correu em sites de fofocas, trazendo em cada descritivo uma interpretação diferente para aquela imagem. Algumas diziam que ela estava num almoço de negócios ou com algum amigo, mas muitos outros comentários revelavam uma criatividade um tanto perversa e maliciosa. Mas eles não haviam percebido nada estranho e seguiram para a loja. Mais do que isso, por alguns instantes ela esqueceu até que suas redes sociais existiam, nem procurou seu telefone que ficou na bolsa durante todo o almoço, possivelmente por estar se sentindo leve e feliz. Já o dono da loja de carros nem tinha perfil nas redes sociais, apenas o estabelecimento possuía uma conta que era administrada pela secretária. A foto e a fofoca fizeram multiplicar os quase mil seguidores para mais de cinco mil em apenas um dia, ou melhor, um clique.

Se para a loja o almoço foi positivo, alguém não gostou nada da forma que aquilo repercutiu. Assim que saiu da loja com seu carro novo, Walkiria finalmente pegou seu telefone e percebeu uma grande quantidade de ligações de seu marido. Ligou imediatamente para ele, achando que poderia ter acontecido algo com seu filho.

— Oi, amor! Aconteceu alguma coisa com o Natan?

— Oi, amor?

— Que foi agora? Era tanta ligação sua que fiquei preocupada com meu filho. Não posso?

— Preocupada com seu filho? Ele que deve estar preocupado com quem você almoçou hoje. Foi outra estratégia para conseguir seguidores ou um desconto no carro novo?

— Do que você está falando?

— Do seu almoço com o cara da loja de automóveis, Walkiria.

Ela percebeu que alguém deveria ter postado algo e sem pensar muito devolveu na mesma moeda.

— Ué? E você não almoça? Vai dizer que não come com suas coleguinhas no hospital?

Seja por já estarem muito sensíveis ou por ter ocorrido alguma falha naquele instante da comunicação, quando ela falou aquilo o marido entendeu que Walkiria estava sugerindo que ele pudesse ter relações com mulheres no seu trabalho e isso era inadmissível. Ele simplesmente desligou o telefone sem falar mais com ela.

.....................

Aquele dia causou um dano ainda maior na relação do casal. Durante alguns dias eles dormiram em quartos separados, sem que o filho percebesse. As cenas da "Família Margarina" passaram a ser menos frequentes, mas cada vez mais falsas. E os sentimentos de todos se acumulavam.

Como fuga, Walkiria intensificava suas idas à academia, onde ouvia os incentivos de seu amigo *personal* e seguia as recomendações para que pudesse se acalmar e estar mais disposta. Assim, todas as noites antes de dormir, passou a tomar mais comprimidos na quantidade proporcional ao nível de angústia que sentia no dia. As pílulas tinham se tornado uma solução para ela se distanciar da realidade, quando esta não lhe agradava.

Enquanto dirigia sem destino, lembrou que ainda não havia comido nada naquela manhã. Parou o veículo para procurar na internet alguma boa sugestão e viu que uma das cafeterias mais chiques da cidade estava ali perto. Como não poderia simplesmente entrar, sentar e fazer seu pedido, afinal alguém poderia lhe reconhecer e ela não estava arrumada para isso, assim que o sinal de trânsito ficou vermelho, pegou a necessaire de maquiagem que carregava dentro do porta-luvas e começou a se pintar. Uma mulher com uma criança no colo se aproximou da janela do veículo, pedindo qualquer coisa. Ela percebeu, mas não queria que ninguém a reconhecesse naquele estado. Além disso, sabia que o centro da cidade não era um lugar muito seguro para abaixar o vidro, ainda mais de um carro de luxo. Foi guardar a necessaire e viu que tinha deixado dentro de sua bolsa um par de brincos de ouro branco que ganhou emprestado de uma loja no dia anterior e ainda não tinha postado uma foto. Imagina se alguém roubasse aquela joia, antes mesmo de uma foto? Quando o sinal ficou verde ela arrancou com o carro e seguiu para um estacionamento que ficava próximo da cafeteria.

Parou e entregou a chave ao manobrista, que logo a reconheceu.

– Nossa! Num acredito! Você não é a Wanessa, aquela mina do Insta que posta várias fotos de biquini?

Não estava errado. Ela realmente tinha mudado seu nome na rede social e assumido o perfil de "WanessaFit", aceitando a sugestão de uma agência de consultoria de imagem que passou a cuidar de seus contatos comerciais depois do sucesso. As donas da agência achavam que Walkiria era um nome que representava uma pessoa muito mais velha e que não iria engajar tantos seguidores mais jovens nas redes sociais. Fizeram um trabalho muito eficiente e insistente para que o público esquecesse o verdadeiro nome dela e funcionou. Somente as pessoas mais próximas ou que viam seu registro no documento ainda a chamavam de Walkiria, principalmente seu marido e o filho que ainda não entendiam o motivo de ter dois nomes, um de verdade e outro de mentira.

Ela apenas acenou com a cabeça para o manobrista, pegou o ticket e saiu antes mesmo que pedisse para tirar uma foto.

Entrou na cafeteria que estava bem movimentada, principalmente naquela região da cidade às 9h. Percebeu uma mesa vazia mais ao fundo e foi se sentar na esperança de ter uma manhã um pouco mais tranquila. Logo veio a atendente com um sorriso no rosto e uma expressão de quem já havia a reconhecido e em algum momento pediria para tirar uma foto.

– Olá, Wanessa, bom dia! O que gostaria de pedir?

– Oi, querida. Bom dia – respondeu a influencer, tentando disfarçar a péssima manhã. – Eu precisava comer algo, mas acho que vou querer só um chá mesmo.

– Tem esse aqui, que chama bastante atenção porque vem todo decorado – mostrou a garçonete abrindo o cardápio.

– Ok. Pode ser um desse, por favor.

– Tudo bem. E depois eu posso tirar uma foto com você?

– Pode. Mas deixa só eu tomar o chá e antes de sair a gente tira, pode ser?

– Claro! Com certeza. Vou buscar seu chá.

Wanessa não podia postar uma foto numa cafeteria logo cedo, pois ela tinha um acordo planejado para uma sequência de postagens de divulgação de produtos de baixa caloria de um patrocinador.

Sentada lá no fundo, ela tinha uma visão de todos que estavam na cafeteria. Ao olhar próximo à porta percebeu um senhor mais velho muito elegante, que usava uma boina verde e sorria sozinho. Achou estranho, mas imaginou que pessoas daquela idade não tinham mais tantos problemas a resolver e teriam apenas motivos para aproveitar a vida sorrir.

Em tempo recorde seu chá chegou. Era realmente chamativo, numa xícara alta e toda decorada. Foi mesmo uma boa sugestão da atendente. Num instante, Walkiria se transformou em Wanessa para garantir algumas *selfies* para futuras postagens, fazendo um biquinho com a boca na borda da xícara, repetindo várias vezes até achar o melhor enquadramento, enquanto a bebida quente esfriava. Aproveitou para pegar os brincos na bolsa, tirar a foto que estava devendo para a loja e também postar mais tarde. Não era fácil achar o ângulo certo, pois gostava de deixar aparecer um pouco do decote e da silhueta malhada. Após muitas fotos, começou a tomar seu chá já frio, enquanto abria sua rede social para verificar as mensagens. Mais uma vez havia uma grande quantidade de homens mandando comentários inconvenientes e algumas mulheres pedindo dicas de roupa, conselhos ou mandando centenas de beijos e corações. Como não dava para responder tudo, ela dava preferências para as figuras públicas mais famosas, pois sabia que para cada uma dessas interações outras centenas ou milhares de pessoas passavam a se conectar a ela. Sempre usava uma linguagem com excesso de carinho para demonstrar uma intimidade que não existia na realidade, mas fazia sucesso nas redes.

Apesar de estar ali fazendo seu trabalho, ela mantinha a cabeça baixa para tentar passar despercebida. Aquele sentimento era tão confuso para ela que até tentou fazer terapia depois que o marido começou a dormir em um quarto separado. Foi em duas sessões e não gostou, pois a terapeuta havia questionado se era realmente necessário ela gravar vídeos durante as sessões para postar nas redes sociais. Wanessa achou aquilo uma ofensa, afinal estava divulgando o trabalho da terapeuta.

Entre as novas mensagens havia uma da empresa de bronzeamento artificial com a qual ela havia aceitado uma parceria, mas que também não havia feito uma postagem para anunciar isso. Era urgente. Rapidamente terminou seu chá e pediu a conta.

A atendente se aproximou e disse a ela:

— O gerente disse que o chá foi uma cortesia pela sua visita.

— Muito obrigado — Wanessa agradeceu, abrindo um largo sorriso.

— De nada. Inclusive ele viu você tirando algumas fotos. Então se puder marcar a nossa cafeteria, seria incrível.

— Vou postar sim. Só não posso fazer isso hoje, nem amanhã, mas vou programar um post para a próxima semana.

Ela se levantou e quando começou a caminhar para a saída, parou e perguntou para a atendente:

— Você não queria tirar uma foto?

– Sim! Claro!

Rapidamente a jovem tirou o telefone do bolso e, antes que tirasse a foto, Wanessa pegou o aparelho da mão dela e posicionou o melhor ângulo.

– Deixa que eu tiro – disse já esticando o braço, curvando o corpo e fazendo biquinho para que ficar mais sensual e nada natural. – Desse jeito vamos ficar maravilhosas.

A moça agradeceu e ela saiu correndo pelos outros clientes que já se espremiam na cafeteria. Foi para o estacionamento, pegou seu carro, entrou e acelerou, sem mesmo perceber que o manobrista também registrava uma imagem daquele carrão vermelho.

Wanessa posicionou seu telefone no suporte no painel do carro e iniciou uma transmissão ao vivo enquanto dirigia.

– Olá, família. Como vocês estão? Decidi fazer essa *live* surpresa agora, rapidinho, porque estou com a agenda super cheia hoje, com muitos projetos legais e novidades para dividir com vocês. Inclusive quero revelar uma parceria nova que vocês vão amar e já estou pensando num lugar bem legal para fazer as fotos. Mas quero que me digam: vocês preferem que seja na praia ou numa piscina?

O trânsito parou na sua frente e ela conseguiu olhar para os comentários na tela.

"Irresponsável. Dirigindo e fazendo *live*"

"Sem noção. Pra que fazer isso agora?"

"Tomara que bata o carro pra aprender"

"Que delícia! Manda nudes"

Não era a primeira vez que via esse tipo de comentário, mas ela ficou ainda mais assustada com a grande quantidade de seguidores que nem estavam ouvindo o que ela estava falando. Imediatamente decidiu parar a transmissão ao vivo e voltou a chorar pela segunda vez naquele dia. Só parou quando viu o telefone começar a tocar e apareceu o número da escola de seu filho.

– Alô!

– Senhora Walkiria? Aqui é do Colégio Ultra.

– Sim, sou eu mesma. Pode falar.

– Precisamos que a senhora venha até o colégio.

– O que aconteceu com o Natan?

– Infelizmente ele se envolveu em uma briga com outro colega, mas não está machucado. Só precisamos que a senhora ou o pai dele venham aqui o mais breve possível

– Eu estou indo agora!

Natan já havia se envolvido em discussões na escola e levado algumas reclamações da diretoria para casa, mas nunca uma briga. Provavelmente seu marido ainda não estava sabendo, pois sempre tinha uma intensa sequência de atendimentos no período da manhã no hospital. Quando era algo urgente, pedia para que ligassem para a secretaria do hospital, que passaria o recado entre um e outro atendimento.

O menino estudava há um bom tempo naquele colégio. Ela até tentou uma parceria para fazer postagens e conseguir gratuidade da mensalidade, mesmo que o valor não fosse um problema para as despesas da família, mas a proposta foi prontamente recusada pela escola.

Natan já vinha sofrendo com provocações relacionadas com a rotina de sua mãe. Um dia fixaram no seu armário um papel escrito:

"Com uma mamãe dessa eu mamava até hoje"

O garoto até que tentou descobrir o autor da provocação, mas não conseguiu. Walkiria soube disso e ficou extremamente nervosa, mas em comum acordo ela e a escola preferiram não potencializar a brincadeira de muito mau gosto. Pensaram em mudar de escola, mas o marido lembrou que o filho poderia ter que lidar com esse mesmo tipo de situação em qualquer lugar.

O marido sempre quis mais filhos para deixar a casa cheia e terem companhia quando ficassem velhos. Eles conversavam sobre isso na época do rápido tempo namoro, antes do nascimento de Natan. Mas ela tinha receio de não conseguir manter o corpo, pois a gravidez deu um pouco mais de trabalho para voltar ao padrão que ela gostava. O marido sempre foi um pai presente e um espelho para o filho. Era muito grudado e carinhoso com o menino e, apesar de trabalhar muito, quando estavam juntos nada mais importava, a não ser algum chamado de uma emergência médica no hospital. Todos os seus pacientes faziam elogios à sua atenção e dedicação em querer resolver o problema dos outros. Walkiria sentia uma pontinha de inveja da relação muito afinada entre os homens da casa, pois queria ter a mesma abertura com seu filho, mas não sabia como se conectar, principalmente com um garoto e os desafios da adolescência.

Ela parou seu carro no estacionamento do colégio. Olhou no retrovisor e viu que havia borrado um pouco a maquiagem com o choro depois da *live*. Ligou a luz interna do veículo para se retocar e entrar na escola do filho. Antes de sair do veículo pegou seu celular e percebeu que muitas outras mensagens continuavam chegando em suas redes.

"Expulsa o RACISTA"

"Deveria colocar uma roupa pra educar o filho"

"Tem que dar uma surra nele"

As mensagens não paravam e ela não estava entendendo esses comentários. Uma delas estava com o link de um vídeo. Quando ela clicou viu a imagem de seu filho cuspindo na cara de um menino e dizendo em seguida:

"– E agora, Neguinho?"

Sua cabeça começou a rodar. Ela não sabia o que fazer. Se entrava na escola ou se dava uma resposta para aquelas mensagens.

*"Por que seu filho fez aquilo? O que seria dela agora? O que seus seguidores iriam pensar? O que as marcas que a apoiavam iriam pensar?"*

Pensou em gravar imediatamente um vídeo para tentar explicar algo, mas viu que o número de seguidores havia aumentado significativamente. Verificou que seu nome já estava no *trend topics* naquele momento. Esboçou um leve sorriso.

*"Seria algo bom?"*

Conferiu mais uma vez seu rosto no espelho e foi até a diretoria do colégio.

# #SOMOS TODOS NEGUINHO

— Acorda, Gabriel. São 6h30. Tá na hora ir para o colégio.

— Não quero ir para esse colégio. Já te falei isso.

— Mas você tem que ir. Já te disse que tem que enfrentar seus problemas, não adianta ficar fugindo. Sua vida inteira vai ser assim.

— Então me deixa enfrentar do meu jeito.

— Gabriel, levanta e vai trocar de roupa. Seu pai já está te esperando para te levar.

Já não aguentava mais. Estava há poucos meses naquele colégio e novamente se sentia excluído. Era o único garoto negro da sala. Até tinha uma outra menina parda, que era muito linda e já entrado na turma há alguns anos. Ele se sentia desconfortável e até preferia que seus pais o tivessem colocado em uma escola pública, onde certamente encontraria mais pessoas parecidas com ele. Tinha feito poucos contatos mais por causa do futebol, que era sua paixão, onde descontava suas angústias e outros sentimentos. Era de longe o melhor jogador da escola e todos que estavam em seu time pareciam ser seus melhores amigos. Mas percebia que os colegas o deixavam de lado assim que cada partida acabava. Sua mãe acreditava que o motivo era ainda ter pouco tempo de relacionamento com o grupo, mas ele achava que não se encaixava ali. Depois de tantas piadas que já tinha ouvido durante quase quinze anos, já não se importava mais com os apelidos. Na verdade, apenas entendeu que não adiantava tentar mudar isso.

........................

– Gabriel, pode ler a introdução do texto para a classe, por favor?

– Qual Gabriel, professora? Eu ou o Neguinho? – perguntou um aluno da sala que também se chamava Gabriel.

– Que é isso, Gabriel? Não se refira assim ao seu colega assim – repreendeu a professora.

– Tudo bem. Já tô acostumado. Aliás, eu nem gosto de Gabriel! Só tem gente esquisita com esse nome.

Todos caíram na gargalhada, menos o Gabriel de cabelo loiro.

........................

Moravam no Rio de Janeiro num apartamento de frente para o mar, mas a família teve que mudar de cidade no início do ano, pois seu pai era diretor de uma rede de hospitais que estava se expandindo pelo país. Gabriel era o filho mais novo e tinha uma irmã de dezessete anos, que havia acabado de ser aprovada para cursar a faculdade de medicina e provavelmente seguir a carreira do pai, que tinha muito orgulho de falar para todos que foi o único aluno negro da sua turma de medicina há mais de vinte anos atrás. Gabriel não queria saber de medicina. Era um adolescente que só gostava de futebol. E para ser um bom jogador achava que nem precisava ir para a escola.

Ele acreditava estar no pior momento da sua vida. Não tinha feito nenhum bom amigo, estava sempre isolado e as pessoas não puxavam muita conversa com ele. Logo no primeiro dia que se apresentou na escola disse que se chamava Gabriel. Mas como sabia que já tinha um Gabriel há mais tempo naquela turma, numa tentativa de se enturmar com menos problemas, disse que se quisessem poderiam lhe chamar de Neguinho, pois era assim que a maioria das pessoas já o chamava desde pequeno.

Como todo garoto de sua geração, também estava conectado, mas sua preferência, ou melhor, sua única diversão eram os sites, notícias, vídeos e games que envolvessem o universo do futebol. Apesar de ser obrigado a entrar no grupo de mensagens de alunos da escola, quase não se comunicava ali, nem tinha muitas conexões com os colegas em redes sociais. Só sabia que a mãe de um garoto de sua turma era blogueira de tanto que outros colegas perturbavam o menino na escola. Pegavam pesado, chamando a mãe dele de gostosa, delícia e outros apelidos. Gabriel tanto sabia disso que uma semana atrás usou a brincadeira em mais uma tentativa de entrar para a turma.

..................

Antes de começar a aula, um dos alunos chegou na sala mostrando uma montagem com a foto de uma mulher ao lado de um ator negro que atuava em filmes pornográficos:

– Olha aí, Neguinho. Tá fazendo a festa!

Para não cair na zoeira da comparação e ainda se mostrar descolado, Gabriel respondeu rapidamente:

– Neguinho faz festa na pelada do futebol e nessa aí também.

De repente, o garoto da mãe blogueira levantou da cadeira do outro lado da sala e foi em sua direção com uma cara cheia de raiva.

– Repete na minha cara o que você falou da minha mãe!

– Quê? Sua mãe?

– Claro que é, moleque!

– Sai fora. Eu nem conheço sua mãe.

– Não conhece, mas disse que fazia uma festa com ela?

– Cara, eu nem sabia que essa pelada era tua mãe.

Começou um empurra-empurra de mesas e cadeiras. Alguns alunos tentavam apaziguar os ânimos e outros estimulavam a confusão, até que uma professora entrou na sala e cada um seguiu para seu canto, fingindo normalidade.

..................

Gabriel levantou da cama, vestiu o uniforme da escola e calçou seu tênis que mais parecia uma chuteira. Saiu do quarto, e foi para a cozinha para tomar seu café da manhã. Assim que acabou, levantou e foi para a rua onde seu pai já o esperava dentro do carro na porta de casa.

– Bom dia, filho.

– Bom dia – resmungou o menino.

– O que foi, campeão?

– Ué? Você já sabe. Não quero ir para o colégio. Já falei isso algumas vezes.

– Cara, eu também já te falei que eu me sentia um estranho no colégio, mesmo na escola pública. Pode acreditar, era bem pior do que é hoje. Na faculdade eu também era o único aluno negro da sala, mas aos poucos conquistei amizades na turma. Sua irmã também encarou essa. Você vai conseguir também.

– Pai, o pessoal nem fica me zoando. Nem sabem que eu existo. Só me deixam de lado.

– Por quê?

– Porque sou preto.

– E como que você sabe que esse é o motivo?

– Porque eu sou o único preto.

Aquele comentário mexeu com o pai de Gabriel. Ele sabia bem e já tinha sofrido dessas mesmas dores.

– Olha só... Está vendo aquelas pessoas ali? – disse, apontando para alguns moradores de rua que perambulavam pelas ruas, tentando sobreviver. – Essa é uma realidade que é possível mudar. Mas se tem uma coisa certa que você não vai mudar na vida é ser preto.

O garoto olhava pela janela do carro e ficou calado, pensativo. Então, o pai continuou.

– Você deve estar sentindo isso porque ainda é novato, cara! Daqui a pouco você faz um monte de amizade. Não tem nem um ano nessa escola. Alguém já te falou alguma coisa que você não gostou?

– Tem coisas que nem precisam falar.

– Então para de bobeira. Aliás, soube que um aluno que estuda no seu colégio é filho de um médico que trabalha lá no hospital. Vou descobrir o nome dele. Acho que ele pode te ajudar a fazer novos amigos.

– É bom mesmo, porque tô precisando de alguém pra me ajudar quando começar a porrada.

– Que é isso, Gabriel? Tem que aguentar a pressão.

– Beleza! Mas se alguém encostar a mão em mim...

– Você enfia a porrada de volta.

O comentário fez Gabriel se surpreender e o pai continuou:

– Jamais comece uma briga, mas nunca apanhe se ela começar.

– Tá bom, mas depois não reclama.

– É só você não começar.

Eles foram conversando até o colégio, falando sobre futebol e tentando aliviar a tensão. O pai o amava incondicionalmente. Lógico que amava também a filha que desejava seguir sua profissão, mas era inevitável ver algo dele naquele garoto.

Antes de descer do carro o pai disse a ele:

– Campeão, lembra que só não quero te ver triste. Já tem um tempo que você fica trancado no quarto, sem querer conversar com ninguém. Se você ainda não fez amigos aqui, sua família é sua amiga e você pode conversar com a gente sempre.

– Beleza – respondeu já saindo do carro.

– Se você não der um sorriso agora eu vou lá na sua sala, te agarrar e dar beijo na frente de todo mundo.

– Tá maluco, pai! Não me faz passar mais vergonha.

– É só você dar um sorriso.

Gabriel deu um sorriso sem graça e desceu do carro. Ele já sabia que seria mais um dia difícil.

Entrou na sala, sentou na sua posição preferida, bem lá fundo. Viu seu "inimigo" chegando, o garoto da mãe blogueira, um aluno antigo na escola, que já estava bem mais enturmado. Apesar de toda a zoação que recebia, por algum motivo muita gente ali gostava de ser amigo do filho da blogueira. Se ao menos o pai dele fosse um jogador de futebol, Gabriel até entenderia essa idolatria. Assim que o menino entrou, eles trocaram olhares. A discussão de dias atrás ainda não tinha sido esquecida.

Gabriel sentiu vontade de chorar. Em outras vezes ia até o banheiro da escola e só saia de lá depois de limpar bem o rosto para que ninguém percebesse suas angústias, mas isso nem era necessário, pois sabia que ninguém ligava para ele. Mordeu o canto da boca para ver se a dor camuflaria a tristeza, mas não adiantou e ele abaixou a cabeça sobre a carteira para esconder qualquer expressão. Só ouviu o barulho dos outros alunos chegando, o sinal tocando e a professora entrando na sala. Continuou de cabeça baixa até limpar a última lágrima com a manga do casaco. Levantou a cabeça e percebeu que realmente não precisava se preocupar, pois ali ninguém olhava para ele. Só ele mesmo.

A professora escreveu na lousa uma palavra em letras grandes: BULLYING. O desentendimento na semana passada e outras tantas provocações, principalmente relacionadas à mãe famosa daquele aluno da sala, não haviam passado despercebidas. Numa reunião com a direção, os professores decidiram abordar esse assunto nas salas. Ela começou a falar sobre algumas brincadeiras que evoluíam para casos mais sérios, até mesmo de crianças e adolescentes que morriam por conta disso. Eram indivíduos que se sentiam tão sozinhos que pensavam que a única forma de acabar com aquele sofrimento era por fim à própria vida. Algo muito triste e preocupante.

Gabriel achou aquilo pesado. Rabiscava numa folha em seu caderno, enquanto ouvia a professora falar e manter a classe em silêncio com o duro choque de realidade que estava tomando. Ao final do discurso, ele pegou o caderno, virou o desenho e achou que aquela imagem parecia até com alguém pegando fogo.

Naquele dia as aulas passaram mais lentamente do que o normal e ele continuou calado no seu canto. Às 9h30, ao ouvir o sinal de intervalo, já tinha decidido ficar por ali mesmo, mas de repente alguém levantou uma bola.

– Quem tá afim de uma peladinha, aí? Bora no meu time, Neguinho?

Aquilo mudava o foco e o ânimo completamente. Conferiu sua chuteira, viu que o cadarço estava bem amarrado, passando por trás das canelas, e foi para a quadra. Pressentiu que seria um jogo quente quando percebeu que no time do outro lado estava o tal menino que ele havia discutido recentemente. Assim que a partida começou a bola caiu em seus pés. Driblou um, dois e fez um golaço.

– Caraca! Neguinho joga muito! – gritou alguém de seu time.

Todos de seu time foram cumprimentá-lo e a torcida começou a incendiar o clima na quadra.

O jogo reiniciou e ele jogava fácil demais. Dominava bem a bola e sabia o que fazer com ela. Dava alguns passes certeiros e deixava os colegas na cara do gol.

– Valeu, Neguinho! Humilhou!

O clima ficava quente no outro time, um cobrando o outro. Eles não conseguiam parar o Neguinho. Assim que recomeçou, o garoto que já estava de olho nele deu uma bicuda para tentar acertá-lo com a bola, mas acabou fazendo um gol. Olhou para o adversário e fez um sinal para que ficasse caladinho. Mais gritos surgiram na turma que assistia, querendo ver até onde iria aquela disputa. Novamente iniciaram no meio de quadra e dessa vez Neguinho pediu a bola. Foi na direção do seu "inimigo", que tentou pará-lo com uma rasteira, mas levou um drible desconcertante. Ao invés de seguir em direção ao gol, Neguinho simplesmente parou e fez o mesmo gesto, pedindo silêncio. O menino saiu em disparada e, sem olhar a bola, voou diretamente nas suas pernas, deixando Neguinho esticado no chão da quadra.

– Aeeeeeeeee! – vibrou grande parte da torcida.

Neguinho se levantou rapidamente e colou seu rosto bem colado na cara do garoto:

– Não aguenta festa na pelada, né? Então vai pra casa da mamãe.

Aquilo ativou um gatilho e deixou o garoto transtornado, que deu uma cusparada certeira e gritou:

– E agora, Neguinho?

Nesse instante, os dois se embolaram no chão da quadra. Enquanto alguns gritavam para colocar mais lenha na fogueira, outros tentavam separar, mas logo chegaram dois monitores que observavam tudo desde o começo e levaram ambos para a diretoria.

Lá, em frente a diretora, cada um ficou calado num canto da sala.

– O que aconteceu dessa vez?

– Dona Ermínia, os dois brigaram na quadra – um dos monitores se adiantou, complementando meio sem jeito. – E o Natan teve uma atitude racista.

– Peraí! Atitude racista, não!

– Você o chamou de "neguinho" – o monitor repetiu a frase um pouco encabulado.

– Chamei. Mas Neguinho é o apelido do cara.

Ao invés de confirmar, Gabriel preferiu permanecer calado.

O celular da diretora não parava de tocar e ela pediu um minuto para atender.

– Não, eu não vi, não! Vídeo? Você me mandou agora? Vou olhar!

Mais que depressa a diretora abriu o aplicativo em seu telefone e assistiu o link que haviam lhe enviado.

"– E agora, Neguinho?"

– Meu Deus! – a diretora parecia não acreditar.

Ela precisava resolver a situação rapidamente, pois aquilo já havia tomado uma grande proporção através da internet e grupos de mensagens da escola, então pediu para a secretária:

– Ligue agora para os responsáveis dos dois e diga para virem imediatamente ao colégio.

– Sim, senhora – respondeu a menina assustada, saindo imediatamente.

– E você, Gabriel? O que tem a dizer?

– Nada, senhora. Desde que cheguei nesse colégio ninguém fala comigo.

A diretora viu que aquilo poderia tomar proporções terríveis.

– Diretora, não foi racismo! Ele se chama Neguinho! Fala aí! – disse Natan já aos prantos.

Gabriel continuou sem dizer uma palavra.

..................

Eros estava iniciando uma reunião na sua sala da diretoria no hospital.

– Bom dia, doutor Carlos. Tudo bem?

– Bom dia! Tudo bem. E com o você?

– Tudo bem também. Pode sentar.

– Pediu para me chamar, doutor? Aconteceu alguma coisa aqui no hospital?

– Nada. Tudo certo por aqui, apesar do ritmo intenso e muita papelada. Sinto saudade de quando podia me dedicar mais aos atendimentos. Aliás, temos aumentado muito os atendimentos nos últimos meses e pelo que vi dos relatórios você também está com uma carga de consultas bem alta, né?

– É sim, mas eu gosto. Quer dizer, gosto de dar toda a atenção e ajudar essas pessoas, mas é claro que gostaria que elas não estivessem aqui por causa de uma doença, seja na área de oncologia ou em qualquer outro setor.

– Que bom ouvir isso de você. Estamos estudando a implementação de uma iniciativa social para atender moradores de rua, que tem aumentado muito na região do entorno do hospital. Mas ainda algo para pensarmos mais a frente...

– Conte comigo – interrompeu Dr. Carlos antes mesmo de Eros terminar a frase.

– Ótimo! Seu conhecimento vai ser muito importante. Mas eu te chamei também para fazer uma pergunta que não tem nada a ver com o hospital. Posso?

– Claro!

– Fiquei sabendo que você tem um filho e que ele estuda no Colégio Ultra, certo?

– Tenho sim. Por quê?

– Porque meu filho também estuda lá. Como chama seu garoto?

– Natan. Tem 14 anos.

– Pôxa! Então devem ser estudar na mesma sala. Que ótimo!

..................

Em casa, Sofia atendeu o telefone. A secretária da diretora da escola pedia que ela fosse imediatamente ao colégio, pois havia ocorrido uma confusão envolvendo seu filho Gabriel, mas não quis dar mais explicações.

Logo que desligou, recebeu uma outra chamada telefônica. Dessa vez era uma amiga do Rio de Janeiro.

– Sofia, você já viu o que fizeram com o Gabriel?

Como ainda não sabia o estava acontecendo, a amiga preferiu enviar o link que já estava circulando até em portais de notícia. Ela abriu o vídeo.

"– E agora, Neguinho?"

Ficou imobilizada com aquela cusparada na cara de seu filho. Era pior do que um soco. Era nojento, intragável, inaceitável.

Sua amiga disparou uma sequência de mensagens de texto, sem que Sofia pudesse responder ou comentar algo:

– **Assistiu o vídeo?**

– **Moleque racista!**

– **Chama a polícia e manda prender!**

Sofia não tinha conseguido enxergar com tanta evidência a menção sobre a cor de pele de seu filho, porque já sabia que ele era chamado de Neguinho desde criança e de certa forma também tinha se acostumado a isso. Mas quando viu a cusparada humilhante, todo esse passado de preconceitos acumulados que ela mesmo já havia experimentado explodiram. Não conseguia entender como havia permitido chegar naquele ponto e ainda não conseguia pensar direito no que fazer para mudar isso, a não ser ir o mais rápido possível para a escola limpar o rosto de seu filho e trazê-lo de volta para a segurança de sua casa.

Ligou para Eros que estava no hospital também sem saber de nada. Ela disse para ele não se preocupar, pois já estava a caminho e que avisaria sobre as novidades.

Chegou rapidamente no colégio e se encaminhou diretamente para a sala da diretora. Ao entrar viu seu filho sentado cabisbaixo.

– O que aconteceu, meu filho?

A diretora se antecipou:

– Olá, Sofia. Houve uma confusão entre os meninos durante uma partida de futebol no intervalo. Eles se desentenderam e... – a diretora titubeou em continuar.

– E o quê? – perguntou a mãe de Gabriel enquanto passava a mão no rosto do menino, como se estivesse tentando limpar algo.

– E o Natan acabou tendo uma atitude que foi considerada inapropriada.

– Qual atitude inapropriada a senhora se refere?

– Ele usou um termo racista.

– Eu não fui racista! – gritou Natan. – Já falei! Ele que pede pra todo mundo chamá-lo assim.

– Silêncio, Natan. Não queremos que você se complique ainda mais – interrompeu a diretora, tentando amenizar a tensão. – Sofia, sugiro que você leve o Gabriel para casa e converse com ele. Quanto ao Natan, nós vamos verificar qual a providência a escola vai tomar, até mesmo se esse é um caso para expulsão.

– Expulsão? – Natan se indignou mais – Ninguém está me ouvindo aqui? Cara, fala pra elas! Fala!

– Pode levá-lo e entraremos em contato com vocês depois.

A mãe saiu abraçada com seu filho pela porta enquanto Natan seguia aos prantos na diretoria, aguardando a chegada de seu responsável para que também tivessem uma conversa sobre aquele acontecimento.

Gabriel não chorava, só permanecia cabisbaixo.

– Meu filho, conta o que aconteceu.

Ela insistia na pergunta, mas ele preferia ficar calado. Na sua cabeça um monte de sentimentos se misturava, mas havia uma sensação de justiça sendo feita ao ver o outro menino sofrendo com a possibilidade de ser expulso por supostamente ter cometido um ato racista. Era uma forma de dar um troco, não pelo cuspe ou pelos socos e pontapés, mas para que pudesse sair vencedor daquela disputa, na qual ele estava finalmente conseguindo ganhar um pouco de atenção.

Assim que saíram do estacionamento da escola viram um carro vermelho chegando. Provavelmente seria o dono do colégio que iria resolver aquela situação.

O trajeto de mãe e filho até a casa foi feito em silêncio. Gabriel permanecia pensativo. Sofia respeitava o momento do filho, enquanto tentava segurar a mão dele. Quando chegaram em casa, ela perguntou mais uma vez:

– Quer falar agora?

Ele balançou a cabeça negativamente.

– Quando você quiser, eu estou aqui, ok?

Ele foi para o quarto sem responder. Assim que entrou, deitou em sua cama, pegou seu celular e começou a entender o tamanho da repercussão que aquela confusão tinha tomado em diferentes sentidos.

No grupo de mensagens do colégio viu muitas mensagens. A primeira era o vídeo que ele ainda não tinha assistido.

"– E agora, Neguinho?"

Logo em seguida os alunos se manifestavam:

"Sabia que o Natan vai ser expulso???"

"Doideira! Sacanagem com o moleque"

"Vão acabar com a vida dele"

"E o outro lá não falou nada"

"Já tem até notícia na internet"

Alguém postou o link de um portal de fofoca que estampava uma foto da mãe de Natan, que Gabriel passou a conhecer só depois da primeira confusão na escola. A manchete era:

"Filho de influencer famosa é racista na escola"

Gabriel viu novamente o vídeo da briga e realmente quem via apenas aquele pedaço da história não entendia todo o enredo, mas podia criar uma bela trama. Gabriel era a vítima naquela situação. E Natan, um criminoso.

Percebeu que o seu silêncio não era mais somente um troco para aquele menino que perdia uma partida no futebol. Sua atitude, ou melhor, sua omissão poderia mostrar para outras pessoas como é ser julgado e condenado sem ao menos ter a oportunidade de apresentar quem realmente ele era.

Ficou na dúvida se devia falar algo no grupo da escola, mas não sabia como fazer isso sem ser novamente colocado no papel de culpado, remoendo um medo que a corda pudesse arrebentar para o lado mais fraco, que entendia ser o dele.

Sua cabeça estava a mil e antes que conseguisse entender algo, viu uma nova mensagem de um dos alunos no grupo. Ao abrir, percebeu que era o perfil de um ator jovem com muitos seguidores na rede social, trazendo a seguinte frase escrita sobre um fundo preto:

**#SOMOSTODOSNEGUINHO**

# CAFÉ BOM É BEM ACOMPANHADO

Ele acordou mais uma vez com o cachorrinho. Foi um presente que a esposa havia dado pouco antes de falecer, como se soubesse que ele iria precisar muito de uma nova companhia para estar ao seu lado.

Funcionava como um despertador. Sempre no mesmo horário, às 6h30, empurrava a porta do quarto, saltava sobre a cama e lambia seu rosto. Essa era uma das poucas alegrias que não permitia que aquele senhor pudesse continuar dormindo para sempre todos os próximos dias.

Ainda deitado, pegou o telefone para conferir se havia alguma mensagem e não viu nada de novo. Sentou-se ao lado da cama, enquanto fazia um afago na barriga do cachorro. Olhou para o porta-retrato que estava no móvel ao lado e viu a foto de um cruzeiro marítimo que fez com a esposa para as ilhas gregas, um local que sempre sonharam em conhecer desde que eram jovens, mas que a rotina intensa de muito trabalho não permitia um espaço na agenda. Só decidiram realizar depois que descobriram a doença. Foi a última viagem que fizeram juntos.

Sempre estiveram muito bem financeiramente, mas ele só parou de trabalhar, de ganhar e guardar dinheiro, ao ser surpreendido com o problema da esposa. Passou a se dedicar exclusivamente a quem mais amava e sempre esteve ao seu lado. Desde o dia da morte, a vida tinha se tornado cada vez mais lenta e com arrependimentos que não tinham mais volta.

Seu filho, que já visitava pouco os pais desde que se casou e mudou para fora do país, praticamente parou de aparecer por lá depois que a mãe se foi, possivelmente por também sentir a ausência dela naquele casarão. Raramente trocavam mensagens. Normalmente elas ocorriam em datas específicas, como aniversário, Dia dos Pais e Natal. A última vez que se viram foi quatro meses atrás quando ele veio ao Brasil para um trabalho, trazendo a esposa e o neto de três anos que o avô ainda não conhecia pessoalmente. Jantaram rapidamente em Belo Horizonte e logo tiveram que se despedir, pois havia uma reunião importante no dia seguinte em São Paulo.

A casa de dois andares era enorme e decorada com algumas raridades e obras de arte, sendo ocupada apenas por ele, o cachorrinho e às vezes pela diarista, Neide, que começou a trabalhar ali quando o filho dele nasceu. Portanto, a relação deles já tinha quase quarenta anos de confiança. Há um ano, quando sua esposa faleceu, ele quis dispensá-la, mas ela mesma não quis deixá-lo ainda mais sozinho e propôs vir dois dias por semana para limpar a casa e deixar uma boa comida pronta para almoços e jantares.

Levantou-se com certa dificuldade e foi para o banheiro, tomou um banho calmo e se barbeou, assim como fazia todos os dias. Naquele dia precisava sair. Tinha que passar no laboratório para pegar resultado de um exame que seu médico havia solicitado, pois vinha sentindo uma dor muito forte no estômago há quase dois meses, mas sua teimosia insistia em achar que era apenas mais um sinal de que a idade estava avançando.

Não gostava de encontrar com os profissionais de jaleco branco, pois ainda lembravam os momentos de maior tristeza em sua vida. Das últimas vezes que foi obrigado a frequentar consultas médicas era para levar sua esposa nas sessões de quimioterapia para o tratamento de um câncer. A cada ida, ela ficava mais debilitada, perdendo cabelo e peso rapidamente, sem ter mais a energia que sempre demonstrara ao longo daqueles mais de cinquenta anos que passaram juntos. Ele não admitia ver sua companheira daquele jeito e tentava se manter forte, mas se distanciava para desabar em silêncio sem que ela notasse. Foi um duro período de tratamento, até o dia que ela finalmente pôde descansar. E com ela a razão de viver daquele homem também partiu e ele começou a repensar a vida.

Porém, uma pontada aguda na semana anterior levou Neide a tentar acionar o filho dele no exterior, mas não atendeu. Sem querer perturbá-lo, senhor Amado autorizou que ela ligasse diretamente para seu médico no hospital, o mesmo que havia cuidado muito bem de Therezinha. Ele prontamente chamou uma ambulância para que o levassem até o hospital.

..............................

– O senhor não deve mais gostar de mim. Fica muito tempo sem me ver – disse o médico, que sabia bem qual era a razão para o senhor Amado não querer retornar ao ambiente onde passou por toda a jornada com a esposa.

A situação não estava boa. Durante os exames preliminares o médico suspeitou de alguns nódulos no intestino. Seria necessário fazer mais exames o mais breve possível, mas o senhor Amado não deu muita atenção novamente.

– Infelizmente temos algo aqui. Enquanto vamos descobrir o que é, eu já quero pedir duas coisas para o senhor. Quero que fique tranquilo para que a gente possa enfrentar esse tratamento. A outra coisa é que não o senhor não deixe de me ligar ou de visitar aqui sempre que precisar, mesmo que seja para tomar um café com seu amigo.

O médico tinha todo cuidado do mundo, pois sabia que o assunto era ainda mais sensível para aquele senhor.

Senhor Amado já sabia qual o caminho deveria ser percorrido e que a paisagem não era tão bela, principalmente por ele já ter realizado uma viagem possivelmente igual aquela. Não conseguiria descansar sabendo que não era só um passageiro e sem saber quanto tempo isso tudo levaria.

No início daquela tarde seu filho respondeu, explicando-se sobre a diferença de fuso entre os países, mas o pai disse que não era nada demais e para ele não se preocupar. As dores voltaram depois quando diminuíram os efeitos dos medicamentos aplicados no hospital, mas ele insistia em suportar ao máximo. Incentivado por Neide, era inadiável que fizesse logo os exames necessários para saber o veredito.

..............................

Era o dia de pegar o resultado e levar para seu médico. Se arrumou para ir ao hospital. Colocou um suspensório e sua boina verde favorita.

– Como sempre elegante, hein senhor Amado?

– Bom dia, Neide! Tudo bem com a senhora?

– Senhorita. Tenho três filhos, mas ainda não me casei. Mas estou muito bem. Pelo visto o senhor também. A mesa do café está prontinha.

– Nossa, me desculpe. Eu esqueci de avisar que não precisava. Eu tenho que ir ao hospital agora de manhã. Primeiro, passar no laboratório e depois uma consulta às 8h.

— Tem certeza de que não vai nem tomar o cafezinho que eu acabei de passar?

— Eu não resisto ao seu café, Neide. E justamente hoje não vai ser o dia que eu deixaria de tomá-lo.

Ele foi até a mesa e, como de costume, puxou a cadeira para Neide se sentar também, dizendo a frase de sempre:

— Um café sozinho nunca será tão bom quanto um café acompanhado.

Neide sorria mais uma vez com a gentileza daquele senhor que tinha idade para ser seu pai, sempre a tratando com muito respeito.

Conversavam pouco, enquanto ele tomava seu café aos pequenos goles.

— Neide, por favor, pode ver se o Jorge já está disponível para me levar ao hospital? Nós já havíamos combinado para ele reservar o dia para me acompanhar.

Jorge era um taxista que fazia ponto na esquina da casa do senhor Amado. Sempre dirigia para ele quando precisavam durante anos. Poucos minutos depois ele chegou com seu Volvo P1800, brilhando. Era o carro que o senhor Amado mais gostava, porque era exatamente aquele que sua esposa amava, um verdadeiro clássico. Tinha espaço para Therezinha se esticar no banco de trás sempre que ia e voltava das consultas, exames e tratamentos.

Assim que ouviu o som característico da buzina, ele se levantou e Neide o acompanhou até a porta, onde Jorge estava lhe esperando.

— Senhor Amado, bom dia!

— Bom dia, Jorge.

— Vamos para o hospital, certo?

— Sim, vamos sim.

Durante todo o percurso Jorge falava, enquanto o senhor Amado lia o jornal. Já se conheciam há mais de dez anos, mas passou a conduzi-lo quase que diariamente no início do tratamento de sua esposa. Depois que ela morreu, senhor Amado conversava cada vez menos, mas Jorge gostava de um bom papo e era uma forma de mostrar para aquele senhor que ele ainda estava lá.

Chegando ao hospital, Jorge estacionou e perguntou:

— O senhor quer que eu lhe acompanhe?

– Não precisa. Pode aguardar no carro e eu lhe encontro aqui depois da minha consulta.

– O senhor que sabe. Estou à disposição. Então, boa sorte.

– Não se preocupe. Vai dar tudo certo.

Saiu do carro, foi até a recepção do local, cumprimentou a atendente e entregou a identidade junto com o canhoto de seu exame. Em pouco tempo ela retornou com o envelope do laboratório. Ele a agradeceu e se sentou numa poltrona ali mesmo. Pensou um pouco, mas decidiu abrir. Não entendia nada, mas via que pelos parâmetros de referência aquele exame trazia uma notícia que já pressentia. Ficou ainda mais pensativo. Então guardou o papel no envelope e se levantou, seguindo no caminho para o consultório de seu médico que ficava em outra área do mesmo hospital.

Preferia ser o primeiro paciente do dia, pois seu médico era muito ocupado e as consultas ao longo do dia sempre atrasavam. Apresentou-se para a recepcionista, que pediu que o senhor Amado aguardasse enquanto avisava o médico que ele já havia chegado. Sentou-se numa poltrona da sala de espera e logo em seguida chegou outra paciente que também tinha consulta marcada.

Senhor Amado sentiu uma vibração no seu bolso. Assim que pegou o telefone viu que havia recebido uma mensagem do seu filho e deu um sorriso. Abriu a tela viu a foto do seu neto mandando um beijo.

Aquilo lhe trazia uma nova alegria para aquele dia e fazia esquecer um pouco das dores que carregava com ele nos últimos meses. Por mais que não encontrasse o neto na frequência que gostaria, sem querer transferir essa responsabilidade para seu filho para não atrapalhar a rotina e as tarefas de sua vida, sempre que ele recebia uma mensagem daquele garoto era uma forma de recarregar um pouco de sua energia.

*"Que alegria receber sua foto, meu neto. Nunca se esqueça que o vovô te ama muito!"*

Senhor Amado pensou sem conseguir enviar uma mensagem imediatamente, pois não sabia bem como fazer o uso rápido da tecnologia. Então respondeu com uma carinha de um *emoji* com dois corações nos olhos.

A outra paciente que estava próxima percebeu que algo havia mexido com as emoções daquele senhor.

– Está tudo bem com o senhor?

– Sim. Está sim. Recebi uma mensagem de meu filho com a foto de meu neto.

– O senhor tem um netinho?

– Tenho sim. Quer ver como ele é lindo?

Esticou o braço e fez questão de mostrar a foto para a desconhecida. Não apenas uma foto. Abriu no telefone aquela "caixinha" onde armazenava outras fotos do menino e que mostrava para outras pessoas sempre que falava sobre o neto. Nesse momento o médico abriu a porta do consultório e viu o senhor Amado conversando e com um bom sorriso no rosto.

– Pelo visto temos alguém muito feliz aqui.

– Bom dia, doutor Carlos. Não tem como não sorrir com uma foto do meu neto. O senhor quer ver como ele está grande?

– Claro que sim! Vamos entrar e o senhor me mostra.

Senhor Amado entrou no consultório já mostrando a foto do neto. Sorria radiante diante da imagem. Após mostrar mais algumas fotos e ambos se emocionarem a cada imagem do álbum, a consulta finalmente começou.

– Doutor, aqui está o resultado do exame que acabei de pegar no laboratório – disse o senhor Amado entregando o envelope. – Parece que não está uma maravilha.

– Olha só. Não sabia que o senhor também era formado em medicina – disse o doutor, fazendo o senhor Amado sorrir – Me deixa avaliar e já lhe digo.

Começou a ler e o senhor Amado percebeu que não houve qualquer expressão de felicidade no médico.

– É urgente?

– Como o senhor me pediu para prometer eu vou continuar sendo sempre sincero e transparente com o senhor, certo?

– Por favor, doutor.

O médico abaixou o papel sobre a mesa e olhou nos olhos do paciente.

– Como a gente já suspeitava é algo sério.

– Sério quanto? Sério igual a Therezinha?

Dessa vez o médico titubeou, mas seguiu em frente, olhando em seus olhos.

— Tão sério quanto o caso que enfrentamos com a dona Therezinha. Me desculpe.

Senhor Amado não se moveu. Não expressou tristeza pela notícia que estava recebendo, nem por aquilo lhe fazer lembrar novamente de todo o processo que a esposa havia sofrido. Dr. Carlos havia cuidado da dona Therezinha do primeiro diagnóstico da doença até o dia de sua morte. Sabia bem o quanto aquele senhor sofreu e que ainda sentia as dores por ela.

— Nós temos que iniciar o tratamento quanto antes com a quimioterapia e, dependendo da evolução, avaliar a necessidade de uma cirurgia.

Senhor Amado permanecia com os olhos fixados, como se estivesse prestando muita atenção, mas estava simplesmente num estado de transe, fazendo uma viagem rápida a um passado não muito distante.

— Eu também queria propor algo. Sugiro que o senhor converse com seu filho. É importante que ele esteja ciente de que o senhor vai precisar de um pouco mais de ajuda nesse período. Se o senhor quiser, pode trazê-lo nas próximas consultas ou pedir para me telefonar. Eu falo com ele, explico o estágio, procedimentos...

— Pode deixar. Eu vou ligar para ele.

— Muito bem, senhor Amado. Assim vocês poderão enfrentar isso juntos. Apesar do que diz esse papel do laboratório, o senhor ainda é muito forte e eu também seguirei ao seu lado por toda essa caminhada. Não se esqueça disso. O senhor tem alguma dúvida? Quer perguntar algo?

— Não, não. Obrigado — respondeu, já se levantando. — Eu vou indo.

— Então eu quero pedir só mais alguns exames e assim que estiverem prontos, eu procuro o senhor para iniciarmos o tratamento. Tudo bem?

— Obrigado, doutor. Carlos.

Senhor Amado não tinha muito o que falar. Pegou os papéis e colocou no bolso da calça. Despediu-se do médico com um abraço e caminhou com ele até a recepção do consultório que já estava bem mais cheia. Mais uma vez se cumprimentaram. Senhor Amado sorriu para a paciente que conheceu antes de sua rápida consulta e foi em direção ao estacionamento, onde Jorge o esperava. Mas antes de entrar no carro decidiu ligar logo para seu filho.

O telefone tocou, mas ninguém atendeu. Deveria ser o fuso. Tentou mais uma vez, mas talvez o filho estivesse longe ou o aparelho ligado no modo de vibração. Na terceira tentativa, ele atendeu:

– Oi, pai. Tudo bem? Pode esperar um pouquinho?

– Claro, filho. Eu posso esperar. Quando puder, me ligue, por favor.

– Tá bom...

Não ouviu mais nada e foi até o carro, onde Jorge já o esperava com a porta aberta.

– Para onde vamos, senhor Amado?

– Vamos até a agência do banco lá no centro, Jorge.

– Mas ainda não são 10h, senhor.

– Tudo bem. Eu espero ali por perto.

– Sim, senhor. Então se não se importar, eu deixarei o senhor por lá e vou aproveitar para resolver uma coisa rápida próximo dali. E o encontro na saída do banco. Podemos fazer assim?

– Claro, Jorge. Mas não quero lhe prender. Se precisar ir, eu pego um táxi.

– Não, senhor. Eu combinei de ficar à disposição do senhor até a hora que precisar. Só queria aproveitar para comprar algo que minha mulher pediu e que nessa farmácia no centro custa bem mais barato.

– Farmácia? Ela está bem? – preocupou-se o senhor.

– Está ótima! Na verdade, eu posso contar para o senhor. Ela quer uma tinta especial para os cabelos. É toda vaidosa. E olha que eu digo todo dia que ela é minha Miss.

Senhor Amado lembrou que Therezinha também era muito vaidosa e sofreu ao notar a queda de cabelos.

Enquanto o carro passava lentamente pelas ruas em direção ao centro, ele não sentia mais receio do que havia decidido. Apenas sentia mais vontade de estar logo ao lado de Therezinha.

*"Como eu queria você aqui agora para apertar minha mão, ajeitar minha boina e dizer que iríamos juntos até o final".*

Uma lágrima escorreu no canto do olho. Apesar de se sentir triste várias vezes, fazia muito tempo que ele não chorava. Pegou um lenço no bolso para limpar disfarçadamente, pois não queria que Jorge notasse algo.

Sabia que enfrentar um tratamento como aquele seria uma longa caminhada.

*"Quantos passos a mais ainda teria que dar? E quanto estava disposto a esperar mais tempo?"*

A dúvida sobre o que estava lhe causando aquela dor estava esclarecida pelo exame, mas exista outra que de um jeito diferente lhe incomodava ainda mais. Não queria ser um peso para alguém que teria a obrigação de ficar ao seu lado, assistindo o tempo passar. O melhor mesmo era deixar o tempo passar em silêncio e ir logo encontrar sua esposa.

Seu filho era um homem muito ocupado, com uma família formada e ele não quis atrapalhá-lo com a mesma doença. Senhor Amado sempre foi muito trabalhador, buscando incansavelmente dar o melhor padrão de vida para a esposa e para seu filho, até mesmo a oportunidade de morar, estudar e trabalhar em outro país. Como ele mesmo percebeu tarde demais a necessidade de dedicar mais tempo para sua família, achava que não seria o momento de exigir isso de seu filho.

– Pronto, senhor Amado. Aqui tem uma cafeteria no mesmo quarteirão do banco, onde o senhor pode aguardar. Eu estarei na porta do banco logo depois das 10h.

– Obrigado, Jorge.

Senhor Amado desceu e entrou na cafeteria.

Uma simpática atendente veio ao seu encontro e lhe ofereceu uma mesa vazia, localizada bem próximo da entrada.

– Eu posso servir algo para o senhor? – perguntou a moça jovem e sorridente, assim que ele se acomodou.

– Sim. Por favor, eu gostaria de um cafezinho.

– Pequeno, duplo, expresso? Qual o senhor prefere?

– Pode trazer o que a senhorita achar mais gostoso.

– Pode deixar.

Assim que ela se distanciou, ele pegou o envelope do bolso, abriu e começou a ler novamente para ver se achava alguma indicação sobre a gravidade do caso, a fim de entender quanto tempo que lhe restava. Não sentia medo, nem mais tristeza. De certa forma se sentia em paz. Colocou o envelope no bolso assim que seu café chegou.

– Prontinho, aqui está o café. Um expresso clássico. É o que mais gosto.

– Muito obrigado.

As demais pessoas na cafeteria pareciam muito apressadas, mas certamente por motivos bem diferentes do dele. Quase todas as caras estavam fechadas, como se uma grande preocupação estivesse pressionando suas vidas. Poderiam estar com problema no trabalho, em casa, na escola ou apenas sendo consumidos pela ansiedade que toma conta dos tempos modernos. Antigamente as cafeterias eram locais em que as pessoas sentavam ao redor de uma mesa para encontrar amigos, conversar e simplesmente degustar um bom café enquanto o tempo passava.

Após tomar o café, pegou mais uma vez o envelope e abriu. Então decidiu que precisava fazer uma viagem. Olhou no relógio e viu que o banco abriria em menos de dez minutos. Pediu a conta para a garçonete. Ela rapidamente trouxe. Sem mesmo observar o valor, ele tirou uma nota de cem reais da carteira e disse para a garota:

– O troco é seu. Obrigado pelo seu sorriso e por escolher para mim um café delicioso. Tenha um ótimo dia.

Ela ficou sem reação. Primeiro por nunca ter ganhado uma gorjeta daquele valor, mas também por encontrar logo cedo tanta gentileza. Não estava acostumada com esse tratamento dos clientes que normalmente frequentavam aquele local e mal olhavam para ela enquanto faziam seus pedidos, muito menos lhe desejavam um "ótimo dia".

Senhor Amado se levantou, colocou a carteira e o envelope no bolso e saiu em direção ao banco, que ficava no mesmo quarteirão. Quando estava prestes a entrar no banco ouviu seu nome ser chamado:

– Senhor! Senhor Amado!

Ele se virou e viu um homem trazendo nas mãos a sua carteira e o seu envelope.

– O senhor deixou cair isso lá na cafeteria – disse aquele rapaz todo esbaforido.

Senhor Amado agradeceu e explicou que estava indo ao banco. Coincidentemente eles estavam indo para o mesmo destino e entraram juntos na agência. Eram os primeiros a chegar e logo o gerente foi ao seu encontro na recepção.

– Senhor Amado, bom dia.

– Tudo bem, Matheus?

– Falamos apenas uma vez e o senhor guardou meu nome, hein?

– Não tem como esquecer. É o nome do meu filho. Só que ele é Mateus, sem H. Therezinha, a minha saudosa esposa, nunca gostou do H no nome dela e não queria H no nome do filho. Eu nem ousei em discordar.

– O senhor fez muito bem. Vamos até a minha mesa. O senhor aceita um café?

Antes de seguir para a sala do gerente, senhor Amado se virou para despedir do homem que havia encontrado sua carteira e o envelope, mas ele já estava concentrado na tela de seu telefone.

– Queria agradecer aquele jovem, mas ele parece um pouco estressado. Eu deixei cair minha carteira na cafeteria. Ele a encontrou e veio correndo para me devolver. Hoje em dia é difícil encontrar pessoas honestas assim – disse senhor Amado ao gerente.

– É verdade. Ele realmente está com alguns problemas aqui com o banco. Essa crise econômica pegou muita gente de surpresa.

– Então o problema dele é dinheiro? Achei que era no casamento.

– Casamento? Por que o senhor achou que era no casamento? – perguntou o gerente achando um pouco de graça naquela conversa.

– Por nada não, meu filho.

– Então me diz o que o senhor precisa.

– Eu decidi fazer uma longa viagem e não quero mais me preocupar com a rotina de banco, nada disso. Já vinha me desfazendo de alguns bens, carro, empresa. Separei comigo o suficiente para aquilo que será necessário para o resto de minha vida.

– Uma viagem? Que ótimo, senhor Amado! Com certeza o senhor merece esse descanso. Mas enquanto viaja por que não deixa o dinheiro como está? Ele vai rendendo quietinho, sem dar trabalho para o senhor.

– Meu filho, aprendi só depois de velho que nós somos como os baldes. Só nos cabe mesmo uma quantidade de água. Eu, por exemplo, sou um balde de cinco litros. Se tentar colocar dez litros de água dentro o que vai acontecer?

– Vai derramar.

– Isso mesmo. Vai esparramar no chão, vai desperdiçar. E eu sei que tem muitos baldes que estão vazios precisando dessa água mais do que eu. Então eu quero pegar essa água que já estou desperdiçando e dividir em alguns baldes vazios.

– Mas, senhor Amado, perdoe dizer isso, é que existe muito balde para encher nesse mundo e essa água é do senhor. É o resultado do seu esforço de muitos e muitos anos.

– E de que adianta tanta água ser minha, se eu não tenho como beber. Água demais afoga a gente, sabia? Chegou o momento de dividir antes que seja tarde.

– Eu entendo, senhor Amado. E confesso que não esperava começar meu dia de trabalho assim.

– Eu quero programar essas transferências ainda hoje, mas gostaria que elas fossem repassadas para as contas que lhe indicar apenas amanhã. Pode ser?

– Claro, senhor Amado. É um pedido tanto inusitado, mas é possível. O valor total em sua conta, mais os investimentos é de....

– Eu sei que tem bastante. Por favor, pode resgatar todos os investimentos. E passe esse valor aqui para a conta em nome do meu filho. O nome dele é Mateus, como o senhor já sabe – disse, escrevendo num papel sobre a mesa do gerente.

– Sim, senhor. Um momento que vou registrar no sistema.

Senhor Amado explicou que ficaria com algumas outras economias, a fim de não levantar mais suspeitas ou perguntas. Além de seu filho, e consequentemente de seu lindo neto, também deixaria valores bem significativos para outras pessoas.

– Também quero que passe esses valores para duas pessoas especiais. Uma delas se chama Neide. A outra é Jorge.

– E o senhor tem os dados da conta bancária deles?

– Tenho anotado em algum lugar aqui no meu telefone as contas que eu faço os pagamentos para eles toda semana. Vou procurar aqui.

– Ok. Então, enquanto o senhor procura, eu preciso conversar com meu diretor aqui do banco para validar essas transações de grande valor. Vai demorar só um pouquinho, mas o senhor fique à vontade aqui na minha mesa e anote todos os dados aqui nesse papel. Eu já retorno.

– Sem problemas.

Assim que localizou e escreveu os dados de Neide e Jorge num papel, senhor Amado se virou e passou a observar aquele homem que lhe ajudou e que ainda estava na recepção. Ele passava a mão no rosto com uma expressão de aflição.

– Pronto, senhor Amado. Conversei com nosso diretor que também achou a história inusitada, mas autorizou todas as transações. Afinal, esse dinheiro é do senhor.

– Já não é mais, meu filho – esboçando um leve sorriso. – Aliás, eu quero fazer só um ajuste nesses valores aqui – pegou o papel e fez uma correção. – Sabe aquele jovem que está na recepção? Eu gostaria de transferir essa quantia para a conta dele.

– Mas, senhor Amado? É muito dinheiro. O senhor o conhece? O que está acontecendo? Ele está ameaçando o senhor? Pode me dizer que nós temos como fazer algo através da empresa de segurança do banco.

– Não, não se preocupe. Você me disse que a dor dele é essa e eu tenho essa oportunidade de curar. Ele foi muito gentil com esse velho aqui. Poderia ter ficado com minha carteira, afinal está precisando de dinheiro.

O gerente do banco se acomodou na cadeira e respirou em silêncio por alguns segundos.

– Eu ainda não lhe conheço muito bem, senhor Amado, mas acho que lhe entendo. E admiro. Seu filho deve se orgulhar muito do senhor.

Aquela frase mexeu com ele, mas antes de transparecer algo seguiu em frente.

– Então são essas as quantias. Só lhe peço que faça essas transferências amanhã e que não conte para ninguém até lá. O senhor tem que prometer que só vai avisar para essas pessoas amanhã. Se contar hoje eu vou ter que cancelar minha viagem e seria um grande transtorno para mim – disse com um pequeno sorriso no rosto.

– Combinado. O senhor pode ficar tranquilo. É uma transação estritamente confidencial e não contarei para ninguém. Vou imprimir a papelada e trazer para o senhor assinar.

Ele sentia um certo alívio, pois já estava decidido que partiria para encontrar sua Therezinha, deixando para trás alguns baldes cheios de água.

– Prontinho, senhor Amado. É só assinar aqui todas essas transferências. Amanhã às 10h o dinheiro estará na conta de todos eles.

Assim que conferiu toda a papelada, senhor Amado agradeceu e já se levantou para sair.

– Eu queria agradecer esse aprendizado que o senhor compartilhou comigo logo de manhã. Eu vou lhe acompanhar até a porta.

Foram caminhando e, ao passar pela até a recepção, senhor Amado chegou perto daquele homem angustiado e perguntou a ele:

– Qual é mesmo seu nome mesmo?

– João.

– Pois bem, João. Percebi que o senhor está um pouco nervoso hoje, até deixou essa sua aliança cair lá na cafeteria. Mas confia em Deus e tudo se resolve.

Senhor Amado saiu do banco e foi até o carro, onde Jorge já lhe aguardava com a sacola de produtos para o cabelo da esposa.

– Tudo certo? – perguntou o motorista.

– Sim, Jorge. Mas eu quero lhe fazer um último pedido. Você aceitaria almoçar comigo hoje lá na minha casa?

– Claro, senhor. Mas não vou atrapalhar? A dona Neide não vai se incomodar em ter que colocar mais um prato na mesa?

– Não. Hoje nós vamos comer algo especial. Vamos passar para comprar algo e levar para casa.

– Então será um prazer, senhor. Eu só não sei comer comida chique.

– Não se preocupe. Hoje eu desejo algo especial.

# CANCELAMENTO

    Walkiria desceu do carro conferindo se sua maquiagem estava apresentável. À medida que andava pelo corredor do colégio via que algumas pessoas tiravam fotos e faziam filmagens. Nem adiantava tentar esconder seu rosto.

    Ao chegar na sala da diretora seu filho estava encolhido na cadeira, com a cara vermelha de tanto chorar. Assim que viu a mãe, correu até ela:

— Mãe, eu sei que errei. Mas eu não sou racista! Eu não sou racista!

— Meu filho, o que está acontecendo?

— Bom dia, dona Walkiria. Como a senhora já deve saber o seu filho brigou no intervalo. Ele cuspiu na cara de um garoto da turma e usou um termo que não é apropriado.

— Mãe, o apelido dele é Neguinho! Pode perguntar pra todo mundo na sala!

— Calma, filho. Deixe-me conversar com a diretora para entender o que está acontecendo aqui.

— Ele está alegando que o apelido do Gabriel, o aluno que ele agrediu, é Neguinho. A senhora já deve ter visto o vídeo que outros alunos gravaram. Fica claro que seu filho estava fora de controle e até cuspiu na cara do garoto.

— Filho, você fez isso?

— Mãe, eu errei. Descontei minha raiva. Mas o Neguinho, quer dizer, o Gabriel me provocou. Ele estava caçando briga.

— Mas não é isso que vemos no vídeo, né Natan? – interrompeu a diretora.

— Mas ele está dizendo que o vídeo não mostra toda a verdade — respondeu a mãe.

— Senhora Walkiria, nós vamos apurar todos os fatos. Vamos abrir uma ocorrência, mas nosso diretor-geral já pediu para avaliarmos um processo de expulsão, principalmente pela repercussão que o vídeo tomou nas redes sociais.

— Dona Ermínia, eu sei muito bem a repercussão que qualquer notícia toma nas redes sociais, pois esse é o meu trabalho. E também sei que meu filho não é mentiroso. Se ele está falando que errou eu acredito e aceito que ele seja responsabilizado apenas por isso. Apenas pelo que ele fez de verdade.

— Com certeza faremos isso. Mas agora eu sugiro que a senhora e o Natan voltem para casa e conversem sobre isso para saber se não falta mesmo nenhum detalhe nessa história. Talvez ele tenha esquecido de algo por estar nervoso demais. Depois disso nós entraremos em contato com vocês.

Walkiria se levantou imediatamente, deu a mão para seu filho e saiu da sala da diretora.

— Mãe, acredita em mim.

— Eu acredito, filho. E estou aqui com você.

Walkiria ainda não sabia, mas tinha perdido milhares de seguidores e uma campanha já havia se espalhado nas redes dizendo #somostodosneguinho. Ao entrar no carro e pegar seu telefone, Walkiria viu muitas mensagens e ligações não atendidas.

— Meu Deus! Eu perdi muitos seguidores! Eles estão me chamando de racista!

— Porra, mãe! Você está preocupada em perder seguidores? Você é doente! Quer saber? Eu vou pra casa a pé.

Natan saiu do carro batendo a porta e foi caminhando. Walkiria ficou sem reação. Não sabia se ia atrás do filho ou se fazia um vídeo na internet para defendê-lo e estancar a perda de seus seguidores. Então ela decidiu começar a gravar.

— Família, boa tarde. Como vocês podem ver eu estou aqui no meu carro no estacionamento da escola. Sei que tem muita gente por aí comentando sobre a confusão envolvendo meu filho, mas nós acabamos de conversar e ele está bem. O que houve foi um *graaaande* mal-entendido. Ele e um colega tiveram uma discussão, mas foi coisa de futebol. O garoto disse algo sobre mim que machucou o meu Natan. E para me defender ele acabou fazendo algo muito feio... cuspindo. Mas não foi racista. Só chamou o menino pelo apelido dele. Eu não sou racista, em casa não somos racistas, inclusive temos uma empregada negra lá em casa que adora o Natan. Depois eu mostro ela para vocês, tá? Um beijo e fiquem bem. Estamos todos bem por aqui.

Postou, estando certa de que aquilo poderia resolver o problema. Arrancou com seu carro e foi à caça do Natan. Ele não poderia estar muito longe. Assim que saiu do colégio avistou o garoto bem a frente na avenida principal.

– Natan, entra agora nesse carro!

Ele continuou andando sem olhar para ela. Ela estacionou, tirou os sapatos, desceu do carro, saiu correndo e parou na frente dele.

– Filho, entra no carro. Por favor, não me deixa falando sozinha.

.....................

Walkiria era uma jovem universitária que chamou muito atenção de todos assim que entrou na faculdade de medicina, em uma das melhores universidades da cidade. Ela conseguiu uma bolsa integral ao ser apoiada por uma organização mineira sem fins lucrativos que se dedicava a inspirar estudantes de ensino médio da rede pública ao redor do país. Era ainda uma menina de dezesseis anos, que passou a morar com uma tia na periferia da cidade após o falecimento do pai, que ocorreu pouco antes dela conseguir realizar o sonho dele em vê-la dando certo. Sabia que não seria fácil, como nunca foi desde a infância sem ter a mãe ou mais alguém por perto.

A faculdade ficava muito distante de onde morava com a tia e, sem dinheiro, normalmente tinha que caminhar uma hora pelas ruas da cidade para chegar no horário, além de outra hora para voltar para casa. Logo no início pensou em desistir daquela rotina cansativa e insegura de atravessar uma grande cidade sozinha.

Até que um dia viu um papel fixado no mural da universidade em que um aluno do sexto ano estava oferecendo os caríssimos livros que ele já tinha utilizado para calouros que não pudessem comprar.

– Oi, é o Carlos?

– Sim. Quem está falando?

– Walkiria. Sou aluna nova do primeiro ano e vi que você está oferecendo seus livros usados, né?

Naquele mesmo dia eles se encontraram no estacionamento da faculdade. Carlos abriu o porta-malas de seu carro e mostrou a pilha de livros que gostaria de repassar para um futuro ou uma futura médica. Walkiria explicou que não podia ficar com tudo, pois deviam ser muito caros. Além disso, não conseguiria carregá-los a pé nas suas travessias pela cidade.

Ele se encantou, não apenas pela linda personagem, mas principalmente pela sua bela história. Queria saber mais sobre ela. Ofereceu a primeira carona, depois se encontraram algumas vezes depois das aulas e a partir dali ele passou a desviar sua rota todos os dias para levá-la para a universidade e esperava sua saída para deixá-la segura na casa de sua tia. Ele tinha encontrado a mulher que passou a inspirar sua vida. Ela passou a nunca mais se sentir sozinha.

......................

Um pouco mais tarde, próximo da hora do almoço, Carlos finalmente conseguiu chegar em casa. Já tinha assistido o vídeo e achou melhor cancelar o restante da agenda no hospital e ir direto para casa. Ao entrar, foi para o quarto do filho, bateu na porta, abriu e ele estava deitado, mexendo na tela do telefone.

– Meu filho! Você tá bem?

– Claro que não, pai.

– Vai dar tudo certo – disse o pai, sentando ao seu lado na cama.

– Fica tranquilo que eu já fiz um vídeo explicando tudo – Walkiria aproveitou para entrar no quarto logo atrás do pai.

Carlos a olhou, fez sinal para ter calma e saírem do quarto do filho.

– Filho, lava seu rosto e a gente conversa daqui a pouco com a cabeça mais fria. Tá bom? Eu vou lá conversar um pouco com ela.

Natan seguiu olhando para a tela do telefone. Assim que fechou a porta, o marido foi ao encontro da esposa.

– Vídeo explicando tudo, Walkiria? Que história é essa de que "até temos uma empregada negra"? Que justificativa foi essa? Você sabe que piorou a situação, né?

Mais que de pressa ela pegou o celular e viu um número ainda menor de seguidores. Não podia acreditar a razão para as pessoas estarem a massacrando, somente pelo fato de ter falado aquilo. Estava sendo cancelada.

– Meu Deus, por que as pessoas estão fazendo isso comigo?

Ela ficou desesperada, foi para o quarto do casal e bateu a porta com força. Carlos voltou para ver como o filho estava.

– E aí? Quer me contar agora o que está pegando?

– Sei lá, pai. Mas o pessoal do grupo da sala tá aqui no grupo me defendendo. Olha aqui – o menino mostra para o pai as mensagens em seu celular – Pelo menos eles sabem que eu não fui racista.

O pai conferiu o telefone e as mensagens realmente apoiavam o garoto.

"Natan, fica tranquilo. Não foi racismo"

"Neguinho também sabe disso. Ou será que agora não pode chamar ele assim?"

"Cadê ele? Não vai falar nada?"

– É isso, filho. A primeira coisa a fazer quando algo sai do controle é tentar ficar tranquilo. Parar e respirar para ter a consciência tranquila e saber o que dá pra fazer. Mas me conta mais. Eu não conhecia esse garoto. Por que você chamou o garoto de Neguinho?

– Pai, é o apelido dele. Ele tem o mesmo nome de outro cara da sala. Ele mesmo pede para todo mundo chamar assim. Diz que já está acostumado.

– Mesmo assim, tá errado. E você devia saber disso. Mas, e a cusparada, cara...

– Eu sei, eu sei. Dei mole. Fiz errado. Mas eu perdi a cabeça quando ele falou da mamãe.

– Falou da mamãe?

– É. Mais uma vez aquelas piadinhas sobre ela.

— Filho, isso é coisa de molecada. Você vai ter que saber o que é zoeira e o que é de verdade. Não pode cair mais nessa pilha.

— É. O problema é esse aí. Eu também não sei se essas coisas que a mãe faz na internet é só zoeira ou se é de verdade. Acredita que ela parou para olhar a rede social lá na escola?

— Acredito. E eu não sei mais o que precisa acontecer para ela parar de vez. Enquanto isso, você não pode pegar esse problema para você. Muito menos partir para a ignorância. Imagino que foi uma forma de colocar para fora algo que estava te incomodando aí dentro, mas a culpa disso não é só daquele garoto. E uma cusparada é algo desprezível, desumano. Quando junta isso tudo, bum! Explode! Mas fica tranquilo que a gente vai desarmar essa bomba. E vamos ajudar a mamãe a resolver isso também. Ela é uma médica formada que está doente e não percebe.

Walkiria seguia trancada e desesperada ao verificar que estava perdendo sua família, aquela de casa e seus seguidores que cada vez mais desembarcavam de sua rede social em sinal de repulsa. Seu telefone tocou e ela viu que era a gerente de uma agência de marketing que cuidava da gestão das redes da WanessaFit.

— Oi, amiga — atendendo a ligação com uma voz embargada.

— Oi, Wanessinha. Que loucura, hein? Como está seu filho?

— Nada bem. E minhas redes sociais, você já viu também, né?

— Sim, sim. Estamos monitorando tudo. E já estamos recebendo algumas ligações de clientes que infelizmente querem encerrar os contratos imediatamente.

— Não deixa! Tudo vai ser resolvido. Amanhã já vai ter outra notícia e todo mundo esquece essa.

— Eu sei, querida. Mas até ser resolvido e esquecido não temos muito o que fazer nesse caso. O que nós sugerimos é que você se afaste das redes e, por favor, apague seu último vídeo. Poste uma mensagem apenas pedindo desculpa e dizendo que voltará em breve. Não precisa falar muito mais que isso, tá?

— Não acredito que estou sendo cancelada!

— Não se preocupa, amor. Quanto mais rápido fizer isso, mais rápido vai cair no esquecimento.

Walkiria desligou o telefone sem se despedir. Só ficou com aquela última frase atormentando sua cabeça: cair no esquecimento. Do jeito que tudo estava se acelerando na velocidade da internet, muito em breve ela estaria no esquecimento. Até lá, todos a veriam como racista. Nem ela mesma tinha certeza se conseguiria esquecer isso. Uma crise de ansiedade tomou seu corpo. Ela foi até o banheiro, abriu o armário e tomou um punhado de comprimidos para tentar se desconectar dos problemas. Ligou a torneira, encheu a banheira completamente e tirou toda a roupa.

Carlos foi até o quarto ver como ela estava e estranhou que a porta estivesse trancada.

– Walkiria, abre a porta, por favor.

– Eu quero ficar sozinha.

– Mas você está bem?

– Como posso estar bem? Tô perdendo você, meu filho, meus seguidores, meus patrocinadores...

– Walkiria, abre a porta. Eu estou preocupado. Não é hora de pensar em seguidor e patrocinador. Você esta doente.

– Doente, doutor? Você acha que eu sou doente? – ela explodiu de raiva, abriu a porta e olhou transtornada para o marido – Então você também é um doente, doutor Carlos. Doente pelo seu trabalho, pelo seus pacientes, pelo hospital. É doente de ciúme, de inveja pelo meu trabalho. Se eu tô doente, me deixa ficar sozinha. Um doente não vai me curar.

Bateu a porta e trancou rapidamente antes que ele conseguisse impedir. Já estava quase que completamente fora de si. Tudo aquilo parecia um enorme pesadelo e sua visão já não fazia muito sentido. Mesmo assim, foi até o frigobar que tinha no quarto e pegou uma garrafa de champanhe. Entrou no banheiro e pegou mais comprimidos. Queria relaxar, apagar, esquecer de tudo ou até mesmo não mais acordar. Encheu a boca e engoliu tudo de uma vez, tomando quase metade da garrafa. Entrou na banheira que ainda estava quente e pouco depois começou a sentir seu corpo formigar e o rosto ferver. Os olhos começaram a arder e de repente ela estava completamente anestesiada. Tentou abrir os olhos, mas as pálpebras estavam muito pesadas. Tudo começou a ficar escuro.

........................

– Walkiria, abre essa porta! Walkiria! Abre a porta Agora!

Ela já estava há mais de uma hora lá dentro, então ele decidiu arrombar.

Viu que ela não estava no quarto e entrou correndo no banheiro. A água já fria escorria pelo chão. Havia uma garrafa de champanhe caída próxima a banheira. Puxou a esposa que estava imersa e completamente apagada. Colocou com cuidado no chão, conferiu seu pulso e respiração. Ela não respirava. Pegou o telefone no bolso e ligou para os Bombeiros, pedindo ajuda. Enquanto falava com a atendente, começou a fazer massagem cardíaca.

# SILÊNCIO

– Gabriel, acorda filho.

– Oi, pai.

– Filho, que história é essa que aconteceu no colégio?

– Foi um menino lá que se acha melhor que os outros…

– O nome dele é Natan?

– É. Como você sabe?

– Sua mãe me falou. Eu conheço o pai dele. É aquele que trabalha lá no hospital, que eu te falei hoje de manhã.

– Putz!

– Gabriel, eu quero ouvir de você. Me conta o que aconteceu.

– Então, foi coisa de futebol. Eu dei uns dribles no moleque, ele ficou com raiva e me deu uma rasteira.

– E ele cuspiu em você por causa de um drible?

– Eu também dei uma zoada nele por causa da mãe dele, que todo mundo já zoa no colégio.

– Agora está explicado, Gabriel. Nada nesse mundo justifica alguém cuspir na cara de alguém, mas você foi zoar o cara só porque ele já estava sendo zoado?

– Só eu que posso ser zoado?

– Ninguém pode. Mas e esse negócio de racismo?

– Ele me chamou de Neguinho.

– O quê? Isso aí é um absurdo!

– É, pai... quer dizer, sei lá. Eu falo pra galera lá da sala que eles podem me chamar assim, só pra não confundir com outro moleque que chama Gabriel também. Já tô acostumado.

– E não devia. Mas se é você que falou para te chamarem assim, por que estão crucificando o garoto e dizendo que ele foi racista?

– Assim é bom pra ele ver como é aguentar a pressão, se sentir excluído, diferente, estranho.

– Olha só, Gabriel, a gente não tem que se vitimizar. Não é fazendo isso que vai conseguir o respeito de alguém. Pelo contrário. Vai chamar mais a atenção, mas com o foco errado.

– Sei lá. Eu nem sabia direito o que fazer. Vi na internet que até criaram uma campanha me apoiando, olha só.

Quando Gabriel abriu o aplicativo, o assunto #somostodoneguinho já era um dos mais compartilhados. O pai ficou assustado.

– Gabriel, isso tá errado. Isso está ganhando uma fama em cima de uma mentira. Você não pode estar achando isso legal e precisa corrigir isso rápido!

– Mas pai...

– Nada de "mas"... Se quer conseguir respeito de alguém vai ter que aprender respeitar os outros também, mesmo que não concorde. Respeita e depois argumenta. Vai lutar pelo direito que você tem, sem precisar inventar um papel de vítima. Beleza?

– Sim.

– Eu tenho que voltar para o hospital. Agora levanta daí e vai comer alguma coisa. Já passou da hora do almoço. Se quiser a noite a gente pensa junto no que fazer para resolver tudo isso, ok?

Quando o pai saiu, Gabriel foi conferir novamente o que seus amigos falavam no grupo do colégio e viu que a história não estava tão boa.

"Não foi racismo!"

"Todo mundo sabe disso."

"Cadê o Neguinho? Não vai falar nada?"

A turma já estava muito exaltada e parecia ter escolhido um lado. Quanto mais fama a tal campanha ganhava nas redes, mais eles sentiam as dores do Natan.

Ele não costumava participar muito daquele grupo, mas resolveu escrever algo para tentar amenizar a situação.

"Estava dormindo"

Logo em seguida uma mensagem de resposta fez Gabriel sentir um golpe ainda mais duro. Era de Natan.

"Você acabou com a vida da minha família"

Aquilo mexeu demais com Gabriel. Entendeu que mais uma vez tinha feito tudo errado. Seu silêncio foi muito pior do que sua atitude durante a briga. Provocou um barulho que tomou proporções inimagináveis e ficou sem controle. Talvez restasse somente uma maneira para acabar com tudo aquilo de uma vez.

Abriu a porta do quarto e seguiu em direção à cozinha. Tomou um susto quando sua mãe perguntou da sala:

– Quer almoçar, filho?

– Não... Vou só pegar uma coisa.

– Tá bom. Mas se quiser, me fala e eu esquento a comida para você.

Gabriel acelerou o passo, entrou na despensa, pegou algumas coisas e colocou numa sacola. Saiu acelerando o passo e foi para o quarto.

– Gabriel, você não quer nem beber nada?

De longe ela ouviu a porta bater e se assustou com a atitude do filho. Levantou-se do sofá e foi atrás dele. Ao chegar na porta do quarto, bateu algumas vezes e o chamou:

– Gabriel? Gabriel?

Silêncio.

– Gabriel abre essa porta.

Ela batia com a palma da mão aberta, mas continuou sem resposta.

– Anda! Abre essa porta agora, Gabriel!

Batia cada vez mais forte e começou a chorar, como se pressentisse que algo muito errado estava acontecendo lá dentro.

– Pelo amor de Deus, meu filho, fala comigo.

De repente ele respondeu.

– Se você bater mais uma vez eu juro que vou acender o fogo.

Ela deu um salto e seus olhos saltaram.

– O que você falou?

Na verdade ela tinha ouvido bem. Só não queria acreditar. Correu até a sala, pegou seu celular e ligou para o marido. Ele não atendeu. Decidiu ligar para os Bombeiros.

# FRACASSO

— Bom, Matheus. É Matheus, né?

— Isso mesmo, senhor João.

— Você está cuidando da minha conta agora aqui no banco, certo?

— Sim. Agora eu sou o gerente de sua conta aqui.

— Então, Matheus. Vou direto ao ponto. Você provavelmente já viu que tenho uma dívida aqui no banco e eu realmente não tenho como pagar. Essa crise foi terrível pra mim e os juros são altos. Tem dias que não durmo. Eu estou desesperado.

— Calma, João. Posso pegar uma água para o senhor?

— Sim, por favor.

Matheus saiu em direção a recepção para pegar um copo de água, pois viu que ele realmente estava desesperado, mas ainda não podia falar para ele que havia acabado de receber muito dinheiro de um desconhecido. Logo voltou para sua sala. Viu que João ainda estava muito nervoso, não parava de balançar a perna e olhava fixo para o nada.

— Está aqui sua água. Toma um pouco e me conta com calma, como eu posso lhe ajudar.

— Eu não sei. Não tenho nem ideia do tamanho da dívida, muito menos o que eu tenho que fazer pra pagar.

— Deixe-me conferir aqui. Você tem conta em outros bancos? Dívida em outros locais?

— Eu consegui pagar o que devia nos outros bancos, inclusive com as dívidas que fiz aqui nesse banco. Até já cancelei as outras contas. Não adiantavam pra mais nada.

— Bom, eu vejo que o senhor tem um cartão de crédito conosco, um empréstimo e seu apartamento está financiado pelo nosso banco, correto?

— Se está aí, deve ser isso mesmo.

— E como são seus recebimentos, senhor João. São mensais, eventuais... O senhor ainda tem a loja de automóveis?

— Eu ganho um pedaço daquilo que vendo na loja. Se não tem venda, não ganho. A conta é essa.

— Entendo. E o senhor quer saber como está sua dívida hoje?

— Não quero, mas pode falar.

— Para pagar tudo que deve no cartão, cheque especial, parcelas que estão em atraso do financiamento do apartamento... Isso soma exatamente duzentos e oitenta e cinco mil, seiscentos e noventa e sete reais e sessenta e três centavos.

— Meu Deus! — assustou e voltou a balançar a perna rapidamente, lembrando que precisaria ao menos de algo para aliviar um pouco a situação para sua esposa. — Tem uma forma de liberar o uso do cartão?

— O bloqueio do cartão de crédito é automático após alguns dias do vencimento, quando a fatura não é paga. Para que volte a usar o cartão agora tem que quitar a fatura.

— Me ajuda, Matheus! Por favor, eu não sei o que eu faço mais da minha vida!

O gerente queria muito falar o que apenas ele e o senhor Amado sabiam. No dia seguinte todo esse problema estaria resolvido, pois o valor que ele receberia era muito superior a essa dívida e ele ainda teria um respiro financeiro para arrumar um novo rumo e fugir desse ciclo de dívidas. Mas não podia quebrar a promessa que acabara de fazer e então continuou a conversa para não levantar suspeitas.

— Eu poderia abrir um refinanciamento de toda dívida, mas o senhor teria que dar de sinal imediato num valor alto, pagando o restante em parcelas todos os meses.

— Eu teria que conversar com minha esposa sobre isso...

— Pode ser a melhor solução, senhor João.

— Eu não posso falar com ela sobre isso. Hoje não.

O gerente percebeu como aquele senhor estava transtornado.

– Então vamos fazer o seguinte, vá para casa e fique calmo. Tenho certeza de que amanhã poderemos resolver tudo isso.

– Eu não sei para que eu vim aqui – João parecia não mais escutar. – Não tem solução.

– Calma, senhor João.

– Calma?

Ele estava completamente descontrolado. Nunca tinha agido com ninguém assim antes. Sempre foi educado, mas estava sem chão, realmente sem noção do que fazer.

– Vá para casa e amanhã pode vir aqui nesse mesmo horário.

– Eu não tenho alternativa?

– Apenas mais um dia, senhor João.

– Um dia pode ser muito coisa. Mas eu tentei.

De repente João parecia ter se acalmado, mas na verdade ele já havia se decidido.

Levantou-se, despediu-se do gerente e foi de cabeça baixa em direção à portaria. Matheus ficou olhando de longe com um leve sorriso no rosto, pois no dia seguinte poderia dar a ele a melhor notícia que acabaria com todos aqueles problemas. Também ficou pensando por um instante como aquele momento refletia a vida de tantas outras pessoas que passavam por aquela porta. Ele era extremamente religioso. Acreditava muito em Deus e ficava imaginando como muitas vezes na vida nos desesperamos sem confiar Nele e no propósitos Dele. Naquele exato momento estava sendo testemunha dos planos ocultos de Deus para João. Já sabia que o problema financeiro estava resolvido, mas talvez faltasse um pouco mais de fé para João.

João chegou na rua e o céu azul e claro de inverno cegou momentaneamente seus olhos. Ficou parado por alguns minutos, tentando refletir.

*"Talvez devesse ligar para o primo e pedir um empréstimo? Mas ele sempre disse que estava tudo bem com a loja e com a vida. Talvez o irmão? Mas já havia tantos anos que não conversavam e ligar agora para pedir dinheiro?"*

Era muito dinheiro. Mais de duzentos mil reais. Não tinha coragem de contar para ninguém que havia fracassado. Estava decidido.

Vagou por alguns minutos pelas ruas do centro, andando com passos firmes, entrou pela mesma rua onde esteve mais cedo. A mesma mulher que estava ali desde a manhã com uma criança no colo, aparentava estar ainda mais desesperada com a criança chorando.

– Senhor, ajuda com um trocado. Tem dois dias que minha menina não come.

João preocupado com as dívidas de vários dígitos e aquela mulher que não tinha nada para alimentar a filha. Botou a mão no bolso e tirou tudo o que tinha: uma nota de cinco e outra de dois reais.

– Deus te abençoe – disse a moça na rua.

Era tão pouco, possivelmente não daria nem para resolver o problema da fome delas naquele dia. Ele não conseguiu responder e apenas seguiu em frente. Então, notou o relógio que tinha no pulso, o único bem que seu pai havia deixado para ele. Apesar de todo sentimento envolvido, talvez essa fosse uma solução. Decidiu procurar uma relojoaria para avaliar aquele bem. Caminhou por mais um tempo, até encontrar uma loja especializada. Entrou e um senhor grisalho o recebeu:

– Boa tarde!

– Boa tarde? Já?

– Sim. Acaba de passar do meio-dia – apontando para um dos muito relógios no local. – Então já é uma boa tarde, meu jovem.

– Verdade. É tanta coisa que perdi a noção do tempo.

– Como posso lhe ajudar? Veio comprar algo?

– Não. Gostaria de avaliar esse relógio.

João retirou o relógio com pulseira de couro que ainda estava em perfeito estado.

– Hum... Já dá para ver que é muito bom. Bem antigo. Já não fabricam mais desse modelo há uns cinquenta anos. Se for de verdade, é uma raridade.

– Claro que é de verdade! Foi um presente.

– Um presente... Então é uma pena você querer vender.

– Foi de uma pessoa especial.

– Assim nenhum valor que eu lhe disser irá valer a pena. Ele é caro, mas deve ser ainda mais valioso para você.

– É sim. Mas eu preciso mais do dinheiro.

– Quem lhe deu esse relógio?

– E isso importa?

– Mais que o valor desse objeto.

– Era do meu pai. E ele já morreu.

– Sinto muito. Mas veja só: a pessoa que fabricou essa obra de arte talvez pagasse dez mil reais para tê-la de volta em sua coleção. Um cliente que entrasse na minha loja agora procurando um bom relógio pagaria até dois mil reais. Então se eu fosse comprá-lo pelo preço que você precisa agora, eu lhe ofereceria mil reais. E provavelmente você aceitaria, não é mesmo?

João continuou em silêncio e o velho relojoeiro continuou:

– Mas se alguém exatamente agora pudesse falar com o seu velho pai que você está aceitando mil por esse relógio, acredito que ele pagaria muito mais, talvez com a própria vida. E sabe por quê? Porque aqui está a memória que ele quis deixar para você.

João, que já estava completamente desestabilizado por tudo, começou a chorar ali mesmo na frente daquele senhor desconhecido. Não era um choro forte, mas as lágrimas corriam ao lembrar do seu pai.

– Vai embora, garoto. Peça ao seu pai, de onde ele estiver, para ele te ajudar a encontrar uma outra resposta para o problema que você está enfrentando, sem ter que se desfazer da memória dele, entregando para um velho que fica aqui o dia todo só vendo as horas passarem, na esperança de que um dia eu também possa deixar algumas boas memórias para alguém.

João colocou o relógio no pulso de novo e agradeceu.

– Obrigado, senhor.

Saiu pela a rua e decidiu ir direto para seu apartamento encerrar aquele sufocamento. Não aguentava mais tanta pressão. Não tinha mais tempo. Entendeu que vender a única lembrança deixada pelo seu pai não resolveria o problema. Talvez ganhasse algo para sobreviver apenas mais um dia, mas se sentiria muito mal se rompesse o laço de respeito e gratidão que tinha com seu pai. A decisão estava tomada. Ele não queria só mais um dia.

No trajeto sentiu o celular vibrar no bolso, pegou para conferir e viu uma mensagem da esposa.

"**Amor, ainda estou na casa dos meus pais.**

**Vou chegar em casa só à noite.**"

Melhor assim. Ele não teria que dar explicações. Respondeu apenas:

"Te amo"

Só pensava em uma coisa: acabar definitivamente com seu problema.

Chegou no seu prédio já no meio da tarde e encontrou o porteiro, que estava lá com a educação de sempre:

— Boa tarde, senhor João. Tem correspondência para o senhor.

— Obrigado. Deve ser mais contas.

— Tem também um cafezinho que passei agora à tarde. Aceita?

— Isso eu aceito.

Ele não havia comido nada o dia inteiro e nem havia sentido falta disso. Mas aquele café poderia ser seu último prazer antes de ir novamente para a janela do seu apartamento.

— Desculpe falar isso, mas quase ninguém conversa comigo nesse prédio e o senhor é uma das poucas pessoas que normalmente me cumprimenta. Mas hoje eu tô achando o senhor meio cabisbaixo. Aconteceu alguma coisa?

— Nada não. Só um dia difícil. Aí é melhor ficar calado.

— Isso é verdade. Mas sabe o que eu aprendi? No dia que eu tô me sentindo mal, eu penso: "Vou ajudar alguém hoje".

— Não entendi.

— A melhor maneira de mudar alguma coisa na gente é a gente ajudar a mudar alguma coisa pra alguém. Faz um bem danado.

— Pode ser, Divino. Mas a gente não consegue ajudar nem a gente mesmo.

— Verdade. Mas às vezes é até mais fácil ajudar os outros e isso dá um novo sentido para nossa vida.

— Talvez. Eu tenho que subir agora, mas obrigado pelo cafezinho e por toda sua gentileza de sempre.

— De nada. Boa tarde para o senhor.

João subiu sozinho no elevador. Assim que abriu a porta do apartamento, a primeira coisa que viu foi que a janela estava fechada. Provavelmente sua esposa deveria ter fechado antes de sair. Foi até ela e abriu, deixando o vento correr pela sala.

Recuou, retirou o relógio e colocou com muito cuidado sobre a mesa de jantar. Pegou uma folha de papel, uma caneta e se sentou para escrever. Parou em frente ao branco do papel e não sabia como começar a se despedir, nem justificar a decisão para acabar com aquela dor. Nenhuma ideia que surgia na sua mente sobre o que estava para acontecer conseguia se transformar em palavras lógicas para a atitude que queria tomar.

Lembrou da conversa um tanto filosófica com o porteiro, do agradecimento da moradora de rua ao dar para ela tudo que tinha no bolso, do relojoeiro falando das lembranças de seu pai, da gentileza daquele senhor de boina na saída do banco, do vento que o empurrou de volta para dentro do apartamento e do porta-retrato que estava bem ali ao seu lado.

De um lado ele tinha mais de duzentos mil reais e outros motivos para querer acabar com seu sofrimento, mas do outro tinha pequenos gestos que naquele mesmo dia fizeram seu coração desacelerar e sua cabeça não pensar só em seu problema.

Se não tinha justificativa, teria que agir logo antes de fracassar mais uma vez.

Foi novamente até a janela e o vento parecia ainda mais intenso. Passou uma perna, depois a outra. Seu coração voltou a acelerar rapidamente. Olhou para os carros que passavam com mais intensidade lá embaixo. Não conseguia ouvir nada, pois o barulho do vento era muito forte. Segurou na janela com os braços para dentro. Não queria simplesmente escorregar e cair. Teria que pular para acabar com a dor.

# SAUDADE

— Chegamos. Ouvi dizer que aqui tem o melhor hamburguer da cidade. E o maior também.

— Hambúrguer, senhor Amado? – perguntou o motorista.

— Hambúrguer, Jorge.

— O senhor que manda. Por mim, está ótimo. Quer que eu estacione o carro e entre para comprar?

— Pode deixar. Eu mesmo vou.

— Tudo bem. Lembra que o senhor é preferencial.

— Não estou com tanta pressa para um sanduíche, meu amigo.

Jorge ficou esperando no carro com o pisca-alerta ligado. Ao entrar no restaurante, senhor Amado percebeu que não havia mesas, nem mesmo um balcão para fazer um pedido. Então foi pedir orientações para uma funcionária.

— Com licença, moça. Vocês não estão funcionando?

— Sim, senhor. Funcionamos vinte e quatro horas. Todos os dias.

— Mas não vejo ninguém aqui. Onde posso fazer meu pedido?

— Pode ser realizado através dessas telas. É o nosso cardápio digital. Após escolher tudo o que precisa, é só inserir ou aproximar o cartão de crédito e rapidamente seu pedido estará pronto para retirada naquela janela.

— Nossa! Muito moderno tudo isso. Bem diferente de quando a gente queria sair um pouco de casa e ir a algum lugar justamente para ver e conversar outras pessoas.

– São os novos tempos. Nossos clientes não têm muito tempo para isso hoje.

– É uma pena – disse, pensando alto aquele velho senhor.

– Não ouvi. Desculpe. O que o senhor disse?

– Nada, jovem. Na verdade, nem cartão eu uso. Posso pagar com dinheiro?

– Infelizmente não aceitamos dinheiro, senhor.

*"Não aceitamos dinheiro?"*, pensou senhor Amado, mas dessa vez sem expressar sua perplexidade.

– Então vou pedir ajuda para meu amigo lá fora. Ele é mais moderno.

Senhor Amado foi até o carro e explicou a situação para o motorista, que riu demais daquilo. Em seguida, foram diretamente ao totem de atendimento e começaram a digitar.

– Qual vai querer, Jorge?

– Eu não sei, senhor. Não estou acostumado a comer hambúrguer. Lá em casa a patroa só faz comida pesada, por isso estou com esse corpinho de barril.

– Você está ótimo. Então ou pedir igual para todo mundo. Pode ser?

– O senhor que manda.

– Vamos pegar esse maior com bacon e ovo.

– Que é isso, seu Amado? A notícia lá no hospital deve ter sido boa.

– Foi.

– Mas será que a dona Neide gosta de bacon? – perguntou o motorista preocupado com a diarista que poderia achar ruim ele ter permitido que o senhor Amado comesse algo fora dos padrões.

– Se ela não gostar, eu como – falou e continuou fazendo o pedido. – Vamos pegar batata. Grande também.

– O senhor que manda. E qual var ser a bebida?

– Que tal um chope?

– Bom, se for para acompanhar o senhor, eu aceito. Mas vou ter que encerrar o dia de corrida depois disso.

– Ótimo!

— Ué! Mas não estou vendo chope no cardápio – falou o motorista baixinho como se estivesse fazendo algo de errado. – Não devem vender bebida alcoólica.

— Deve ser porque a gente tem cara de garoto. Vamos levar refrigerantes.

— Certo – disse Jorge, finalizando o pedido. – Agora é só escolher a forma de pagamento. Crédito ou débito?

— Não aceita dinheiro, mesmo?

— Só tem essas opções, senhor.

— Jorge, sem querer abusar, mas você poderia utilizar seu cartão e eu lhe dou o dinheiro?

— Claro, senhor! Aliás, eu faço questão de pagar essa para o senhor.

Senhor Amado deixou Jorge fazer a gentileza, afinal sabia que no dia seguinte ele saberia da gratidão que tinha por toda atenção e carinho que lhe dedicou por quase dez anos.

Eles retiraram o lanche na janela indicada e voltaram para o carro.

— Nossa. Será que vamos aguentar esse cheiro de sanduíche até chegar em casa, senhor Amado? – disse Jorge, tentando fechar as sacolas enquanto acelerava o carro para sair da vaga onde haviam estacionado.

— Cuidado! – gritou o senhor Amado, apontando para frente.

Uma moça com uma criança no colo atravessava a rua correndo fora da faixa.

Jorge freou bruscamente, a sacola com os lanches caiu no chão do veículo e senhor Amado demonstrou um ótimo reflexo e se segurou firme no banco da frente para não ser arremessado. A mulher também se assustou e gritou, reclamando com o motorista, que fez sinal pedindo muitas desculpas.

— O senhor está bem, senhor? Me perdoe.

— Eu estou bem. Só os lanches que não devem estar.

— Desculpa, senhor.

Chegaram em casa e o Senhor Amado se encaminhou para tocar a campainha, mas Neide se antecipou, junto com o cachorrinho que abanava o rabo de felicidade e pulava sobre seu dono. Ela já abriu a porta reclamando.

— Nossa! O senhor demorou.

– Calma, Neide. Trouxemos um sanduíche para você. E o Jorge é nosso convidado hoje.

Ela se surpreendeu e ficou feliz. Afinal já fazia muito tempo que ele não convidava mais as pessoas para irem a sua casa, muito menos para as refeições. Tinha uma vida cada vez mais isolada do mundo e de todos.

– Uai! E desde quando o senhor gosta de sanduíche, senhor Amado? Tá ficando doido da cabeça?

Ele quis responder em tom de brincadeira, mas sentiu uma forte dor no estômago.

– Só um pouquinho, Neide. Preciso ir ao banheiro, mas vocês já podem ir comendo. Aproveita enquanto a batata está quente.

Foi até o banheiro na parte de baixo da casa e começou a tossir forte. Abriu a torneira para que não percebessem que algo estava fora do normal. Quando olhou para a pia notou que estava suja de sangue. Entendeu que não estava nada bem.

Lavou o rosto e a pia, engoliu seco e saiu do lavabo. Caminhou até a mesa, onde Jorge e Neide já estavam comendo. Ele se sentou em frente aos dois e abriu o seu pacote. Ainda sentia dores na barriga, mas começou a comer devagar, tentando degustar aquela refeição.

– A dona Neide gosta de bacon, senhor Amado. Tá comendo tudo.

– E tem como não gostar de bacon? – ela perguntou com certa indignação.

– Falei com o Jorge que se a senhora, ou melhor, a senhorita não quisesse o bacon eu poderia comer com prazer. Eu ou você, né? – apontando para o cãozinho ao lado da cadeira.

– Só não inventa de dar bacon pro cachorro, senhor. Depois ele vai sair sujando toda a casa que passei a manhã deixando limpinha. E eu só volto daqui a dois dias.

Jorge e Neide continuaram conversando. Ele contou sobre a "aventura" para comprar os hambúrgueres e ela ria. Mas o senhor Amado só ouvia as vozes de longe. Lembrou do resultado do exame, da conversa com o médico, do sangue na pia, das transferências que já havia feito. Todos receberiam essa boa notícia no dia seguinte, mesmo que nem todas as notícias fossem boas.

Após terminarem de comer, senhor Amado pediu licença, pois queria descansar um pouco. Subiu devagar as escadas. Entrou no seu quarto, encostou a porta. Como sempre, o cachorro ficou do lado de fora deitado em frente à porta, guardando o terreno do seu dono. Tirou o suspensório, os sapatos e guardou no lugar certo, como sempre fazia. Quando casou com Therezinha era extremamente desorganizado, mas ela ficava brava com a bagunça na casa e colocou ele na linha. Desde então ele seguia mantendo tudo no devido lugar.

Sentou-se em frente à escrivaninha. Retirou o resultado do exame no bolso, leu mais uma vez e sorriu tanto, que dessa vez até uma lágrima correu no canto do olho. Pegou um papel em branco na gaveta e começou a escrever, mantendo o sorriso. Achava estar fazendo a coisa certa.

Ao terminar de escrever, dobrou o papel, colocou dentro do envelope do laboratório e escreveu.

**"Para meu amado filho, Mateus"**

Levantou-se, foi até o armário, pegou uma gravata e caminhou até o banheiro, trancando a porta. Olhou para foto do neto que havia recebido naquela manhã. Antes de perder as forças e sentir a vista escurecer na tentativa de encontrar sua amada Therezinha, mais uma vez repetiu em sua cabeça:

*"Vovô te ama muito!"*

Em silêncio, o cão imediatamente se levantou e começou a arranhar a porta.

..................................

Jorge conversava com Neide enquanto ajudava a limpar a cozinha. Fazia tempo que eles não comiam um sanduíche tão caprichado como aquele. Depois de guardar tudo, Neide estava pronta para sair.

— Está de saída, Dona Neide?

— Já passei da hora. São 15h40. Se o senhor Amado me encontrar aqui quando acordar vai perguntar por que ainda não fui cuidar do meu marido e das minhas crianças. O sanduíche deve ter pesado e ele pode ter pegado no sono. Você vai ficar?

— Sim. Vou aproveitar para dar uma ajeitada no carro, caso ele precise de algo mais ainda hoje.

— Tudo bem. Se ele perguntar, avise que eu já fui e deixei pronta para o jantar a comida que fiz para ele no almoço. Na saída, você já sabe, é só bater a porta que ela tranca sozinha.

— Sim. Pode deixar. Obrigado, dona Neide. Vai em paz.

Jorge foi limpar a sujeira que ficou no banco após o susto que tiveram no trânsito no caminho de volta para casa. Precisava deixar tudo impecável caso ainda precisassem sair. Quando retornou, senhor Amado ainda não havia descido. Jorge ouviu o barulho do cachorro latindo, então subiu as escadas. Viu que o animal raspava a porta.

– Você quer entrar? Senhor Amado, com licença?

Ninguém respondeu. Ele insistia, mas não havia resposta. Mexeu na maçaneta e a porta se abriu. O cão entrou correndo no quarto, mas seu dono não estava na cama.

– Senhor Amado? – disse Jorge em um tom cada vez mais alto.

Como o quarto era grande, talvez estivesse na varanda. Procurou e não o encontrou. Ouviu latidos na porta do banheiro. Ele bateu na porta.

– Senhor Amado? O senhor está passando bem? Precisa de algo?

Tentou abrir a porta, mas estava trancada. Ele bateu mais forte e ninguém respondia lá dentro. Ficou desesperado, pegou seu telefone e ligou para Neide.

– Uai! Nem entrei no ônibus. O que foi? A porta da casa não está fechando?

– Dona Neide, é o senhor Amado... acho que aconteceu alguma coisa. Ele não responde. Não estou conseguindo abrir...

– Calma. Fala direito, homem. Não tô entendendo nada.

– Volta, dona Neide. Pelo amor de Deus! Volta pra me ajudar. Não tô conseguindo abrir a porta do banheiro – falava desesperado, procurando algo para arrombar a porta.

Pouco tempo depois Neide voltou correndo e viu o desespero de Jorge.

– Ele não responde. O banheiro está trancado e ele não responde. Deve estar passando mal.

Tentavam forçar a fechadura, sem sucesso. Jorge tentou derrubar com seu corpo, mas era uma porta de madeira maciça e muito resistente. Dona Neide gritava pelo senhor Amado, sem nenhuma resposta.

– Chama a emergência!

# O DIA QUE NÃO TERMINOU

O treinamento acabou quase 12h. Ficamos a manhã toda realizando técnicas de abordagens e também de negociação. Todos tinham tomado um café bem reforçado e acabaram se esquecendo de almoçar no horário de costume.

– Capitão, estão chamando o senhor no rádio.

– COE, aqui é o COBOM!

– Prossiga COBOM. COE na sua escuta.

– COE, temos uma tentativa de autoextermínio. É uma mulher tentando se jogar do alto da passarela. O endereço está na sala de operações.

– COBOM, recebido. Pode empenhar a guarnição do Pelotão de Busca e Salvamento juntamente com o COE, QSL?

– Afirmativo.

Retornei para a equipe e disse:

– Pessoal, tentativa de autoextermínio. Altura!

Foi necessário falar somente isso para que todos soubessem o que fazer. Tínhamos menos de sessenta segundos para sair. Menon e o Magela já estavam equipados. Carol, Ferreira, Denílson e Magalhães se equiparam rapidamente. Fui até a sala de operações, peguei o endereço com as informações recebidas, entrei na viatura e coloquei o banco para trás para terminar de equipar. Saímos em comboio com duas viaturas.

– COBOM, comboio se deslocando para ocorrência – avisei no rádio e voltei para minha equipe. – Primeiras informações: uma pessoa do sexo feminino, de vinte a trinta anos. Ela está preparando para se jogar. Segundo o relato da testemunha há também uma criança.

Todo informe de ocorrência com criança é muito dura. É inevitável que um pai ou uma mãe dentro daquela viatura não lembrasse de seus filhos e tentasse compreender o que estaria levando aquela pessoa a cometer algo nesse nível de insanidade. Mas no momento que estamos dedicados a uma operação não temos esse tempo para lamentar ou fazer reflexões. É preciso ter foco e agir no equilíbrio entre todas as emoções envolvidas e a razão, utilizando todos nossos conhecimentos, equipamentos e técnicas. Nossa missão é chegar o mais rápido possível e realizar o melhor final possível.

Nosso time estava preparado, individualmente e também como uma equipe, quando um precisa e se entrega ao outro para que o objetivo seja alcançado. Cada um desempenhava sua parte para que o todo funcionasse como uma engrenagem, como um só Corpo. Quando se encontra isso, por mais que cada situação seja diferente uma da outra, não é preciso ficar falando o que cada um deveria fazer. O comandante, o líder de uma equipe, acaba se tornando apenas uma das peças para que todos juntos cumpram a missão.

Em tentativas de autoextermínio, normalmente desligamos as sirenes das viaturas ao chegar ao local para não causar mais nervosismo nas vítimas. Claro que, dependendo da situação, é necessário o efeito surpresa a nosso favor. Aproximar grandes caminhões vermelhos e desembarcar na rua um monte de pessoas vestindo uma farda alaranjada não era muito discreto, mas era o procedimento até para que as pessoas ao redor entendam que naquele local há uma situação de risco e que profissionais especializados haviam chegado para ajudar.

O trânsito estava intenso naquela avenida e muitos carros estavam estacionados para acompanhar aquele acontecimento. Nessa hora, a curiosidade e a compaixão se misturam na torcida, esperando que a solução seja o recuo. Ninguém torce para o final triste, mesmo sem saber quem é o personagem. Mesmo sem saber toda a história que levou até aquele momento, aquilo não parece fazer sentido, pois está indo no sentido contrário da vida. Todos torcem para um final feliz. E é isso que buscamos todos os dias quando vestimos aquela farda.

De repente, Carol desceu da viatura e correu para a frente do trânsito, mandando os carros se afastarem e abrirem caminho para as viaturas passarem, permitindo nosso avanço até onde precisávamos.

Eu já podia ver a passarela e alguns policiais militares estavam no alto dela, tentando conversar com a mulher que estava pendurada para fora, a cerca de cinco metros de altura. Como o trânsito estava parado, não corria o risco de ser atropelada se caísse, mas a queda era alta.

Ferreira estacionou o caminhão bem embaixo dela e Denílson posicionou a outra viatura ao lado, podendo reduzir um eventual impacto. Então descemos rapidamente da viatura.

— Alguém verifica a criança, por favor! — eu disse para alguém da equipe, mas logo adiante vi um policial com uma criança no colo.

Era uma menina. Devia ter aproximadamente um ano. Estava chorando assustada, mas parecia estar sem ferimentos. Que alívio.

— Essa é a criança que foi jogada da passarela? — Perguntou Magela.

— Sim. É a filha dela. Mas ela não foi jogada. Estava num canteiro ali na frente — disse o policial apontando para o local.

Subi as escadas da passarela correndo com a Carol. Menon e Magalhães pegaram os equipamentos e vieram logo atrás. Vi que a mulher estava com o corpo totalmente para fora, segurando com as duas mãos, e um policial tentava conversar com ela. Aparentava ser jovem, mais para vinte do que trinta anos. Começamos a nos aproximar e ela gritou irritada, olhando diretamente para mim.

— Sai daqui! Eu não quero ninguém aqui!

— Vamos conversar — cochichei com a Carol sem que a mulher pudesse ouvir. — Sem fazer abordagem.

Carol, sempre de poucas palavras, apenas balançou a cabeça com um sinal positivo. Outro policial se aproximou de mim e disse:

— Capitão, ela está muito nervosa. Não quer conversar com ninguém. Disse que vai pular e que só quer que alguém tome conta da filha dela.

— Sabe o nome dela?

— Não sei não, senhor. Ela não falou.

— Faz quanto tempo que ela está aqui?

Enquanto eu conversava com o policial, Menon e Magalhães colocavam os anéis de fita e checavam pontos de ancoragem para colocar as cordas de maneira que eu e Carol estivéssemos seguros para fazer uma abordagem, caso esse fosse o último recurso necessário.

Vi o Magalhães se aproximar da Carol, clipar o mosquetão no cinto dela, bater no ombro e dizer:

– Segurança ok.

Ele se afastou e foi para próximo do ponto de ancoragem, enquanto Carol continuava olhando fixo para a mulher. Senti o mosquetão clipar no meu cinto. Menon bateu no meu ombro e disse:

– Segurança ok.

O grau de confiança era tamanho que eu não precisava conferir nada. Era como se eles estivessem me dizendo:

*"Capitão, já fizemos tudo que era necessário. Checamos as cordas e todos os equipamentos. O ponto de ancoragem está seguro. Pode ficar tranquilo e fazer o que o senhor entender que precisa ser feito, inclusive pular dessa passarela, porque eu estou na sua segurança. A vida do senhor e dessa mulher estão nas minhas mãos. Pode confiar."*

Tudo isso estava resumido em *"Segurança ok"*.

Em momento nenhum eu pensava na possibilidade de a corda arrebentar, deles serem mais leves e não conseguirem segurar ou de não terem escolhido o local certo para as amarrações. Eu simplesmente confiava, assim como eles confiavam em mim.

– Estamos aqui há mais de meia hora – respondeu o policial.

– Quando vocês chegaram, ela já estava pendurada pra fora?

– Estava sim.

– Então deve estar cansada. Deixa que daqui pra frente a gente assume. Tudo bem?

– Sim, senhor.

Fui caminhando bem devagar. A Carol já havia dado passado para o outro lado e fazia o mesmo. O policial ainda tentava dialogar com a mulher sem sucesso. Fomos nos aproximando mais e ela começou a olhar fixamente pra mim, gritando:

– Se chegar mais perto eu vou pular!

– Eu só quero conversar com você. Qual seu nome?

– Pra que você quer saber meu nome? Pra me prender?

– Eu não vim aqui te prender. Meu nome é Leo. Sou capitão do Corpo de Bombeiros.

– Então por que a polícia está aqui?

– Pra te ajudar. Mas se você não quiser que fiquem agora eu peço para eles saírem. Só me diz seu nome e me deixa chegar mais perto.

– Só depois que eles saírem daqui.

Balancei a cabeça para os policiais que estavam próximos e eles se afastaram. Peguei na mão de um deles para agradecer e aproveitei para pedir bem baixinho que eles ainda ficassem próximos.

– Pronto. Eles estão saindo. Agora eu vou chegar mais próximo de você.

– Tá bom aí! Não chega mais, não!

Enquanto ela olhava fixamente para mim, a Carol teve a vantagem de chegar mais próximo sem que a mulher notasse.

– O quê? Não estou ouvindo direito – eu disse como se não escutasse para conseguir me aproximar mais uns passos.

– Para! Não chega mais perto! Para! Eu vou pular! – ela gritou e soltou um dos braços.

Eu parei nesse momento e peguei meu cantil. Ela não esperava aquela atitude, imaginando talvez que eu iria me atirar para segurá-la, e acabou voltando a se segurar com as duas mãos novamente.

Abri o cantil com calma e, enquanto bebia uma pouco de água, perguntei:

– Qual é seu nome?

Silêncio. Ela não me respondeu, mas parou de gritar e demonstrar tanto nervosismo. Olhou para baixo, viu que estava bem em cima do nosso caminhão.

– Eu não quero conversar – respondeu, enquanto se arrastava na passarela para sair de cima das viaturas.

Dessa maneira, ela foi se afastando cada vez mais de mim e acabou se aproximando ainda mais da Carol. Ela percebeu e olhou para a Carol, que estava com um semblante muito tranquilo.

– Oi! Me deixa te ajudar – disse a Carol estendendo o braço para a mulher.

– Você vai me prender?

– Não.

– Você pode me ajudar? Eu não fiz mal pra minha filha, não...

– Me dá sua mão que eu te ajudo.

A mulher simplesmente estendeu o braço e segurou na mão da Carol. Ela olhou pra mim e eu balancei a cabeça com um sinal positivo para seguir. A mulher passou as pernas para o lado de dentro da passarela e Carol a amparou com um abraço. Certamente era um apoio que aquela mulher não sentia há muito tempo. Talvez nunca tenha sentido. Elas foram caminhando juntas com as mãos nos ombros, até para mantê-la em segurança caso tentasse algo não previsto. Nenhuma delas falava nada. Desceram e seguiram diretamente para uma ambulância onde sua filha estava se distraindo com uma enfermeira.

Esse desfecho em uma ocorrência desse tipo não é muito comum, infelizmente. Geralmente são longas conversas, negociações e muitas vezes é preciso fazer uma abordagem tática, que não é o ideal, mas muitas vezes é o necessário.

Carol saiu de dentro da ambulância e fez um sinal de positivo para mim. Eu sorri de volta. Tinha orgulho demais dela. Já trabalhávamos há quase dez anos juntos e pude ver ela crescer profissionalmente e se mostrar uma pessoa ainda maior ao longo desse tempo.

Eu sempre tive orgulho da minha equipe. E aprendi muito com eles.

........................

Eu me lembro perfeitamente de uma das primeiras ocorrências de tentativa de autoextermínio que atendi. Estava no início da minha carreira como oficial, era segundo tenente e fui designado para uma ocorrência em que um homem estava tentando pular da janela do último andar de um prédio.

Quando chegamos no local nos deparamos com esse senhor, envolto em um cobertor totalmente molhado, sentado na janela em frente à fiação de alta tensão.

Eu não tinha muito experiência e queria de toda maneira realizar a abordagem tática, o salto suicida, como havia treinado tantas vezes. A equipe se posicionou no terraço do prédio e, como não havia ponto para ancorar a corda, tivemos que fazer a ancoragem nos próprios bombeiros que se sentavam ao solo e passavam uma cinta de segurança nas suas cadeirinhas de rapel. Dessa maneira eles absorveriam o impacto do peso quando eu fizesse a abordagem. A posição era extremamente incômoda, pois meu ponto de apoio estava mais baixo. Como não tínhamos acesso ao apartamento a negociação era feita por um sargento que estava na rua, observando nossos movimentos.

Assim que aquele senhor se levantou gritando exaltado, o negociador me deu sinal para realizar abordagem. Nesse momento o coração acelera, mas não pode haver erros e o movimento precisa ser rápido, mas eu me recordo de tudo em câmera lenta.

Acenei para os bombeiros que faziam a minha segurança, avisando que eu iria saltar, e eles corresponderem. Dobrei o joelho, pegando o impulso necessário para dar o salto, agarrá-lo e jogá-lo para dentro do apartamento. À medida que empurrava o parapeito do prédio eu soltava a corda com uma das mãos, deixando a outra livre para conseguir segurar o tentante. Fiz o salto e, ao me aproximar da janela, travei a corda, parando o movimento. Nesse momento o homem saltou. Com um dos braços agarrei a vítima, que acabou escorregando entre minhas pernas por estar molhada. O peso dele descarregou no meu braço esquerdo, parecendo que iria arrancar do meu corpo, e senti uma dor terrível. A única coisa que consegui fazer foi um balanço para que ele caísse sobre a marquise do andar abaixo, sem atingir a fiação de alta tensão. Imediatamente uma equipe que já estava a postos o atendeu.

Com o braço ainda "dependurado", eu desci e vi que ele estava vivo, somente com uma lesão no pé. Eu não quis ficar ali, pois me sentia envergonhado. Tirei meus equipamentos da corda, entrei pelo apartamento de baixo e fui em direção da viatura sem olhar para os lados. Meus olhos estavam cheios de lágrimas, de raiva por não ter conseguido fazer a ação tática correta.

O sargento Lopes e sargento Daniel vieram atrás de mim, correndo:

– Tenente? Tenente?

Eu olhava reto e não respondia por entender que tinha falhado. Entrei na viatura e um deles abriu a porta.

– Deixe-me ver o ombro do senhor.

– Tô bem, Lopes… – segurando o ombro com a mão.

— Não tá não, senhor. Eu vi que que saiu do lugar. Vou dar uma olhada.

Ele segurou minha mão esquerda e com um movimento rápido de rotação fez meu braço voltar para o lugar. Saí de uma dor infernal para o céu de alívio.

— Puta que pariu! – gritei.

— Pronto, agora tá no lugar.

Olhei para baixo e agradeci.

— Valeu, Lopes.

— Ei, tenente. Olha para mim – disse o sargento Daniel.

Continuei olhando para baixo.

— O senhor foi foda.

— Daniel, a gente treinou tanto isso no CSALT[8] e na hora de fazer o certo, eu errei.

— Vou falar uma coisa para o senhor. A única maneira de não ter riscos de cometer um erro operacional é ficar atrás de uma mesa.

Aquilo mexeu demais comigo e fiquei extremamente incomodado com a situação. Na verdade, eu me sentia tão envergonhado de fracassar que cheguei a pensar em pedir para sair do serviço operacional, mas percebi que não adiantaria, pois não corrigiria meu erro. Eu só me tornaria um covarde. Até então eu tinha falhado, não fracassado. O resultado não foi como eu esperava, mas cabia a mim fazer melhor, treinar mais e me esforçar. Se eu desistisse, aí sim eu estaria fracassando. Pode haver fracasso e dor, mas vai passar. Por isso a gente não pode desistir.

........................

Enquanto eu tirava os equipamentos, pensava que se atendêssemos apenas aquela ocorrência naquele plantão, já teria valido mais um dia.

— COE, é o COBOM.

— COBOM, COE já com a solução da situação no local...

— QSL, COE. Estamos com uma prioridade na rede.

---

**8** Curso de Salvamento em Altura.

Não deu tempo nem de relatar o que tinha acontecido e uma outra ocorrência estava nos aguardando.

– Pode repassar, COBOM.

– COE, é uma intoxicação exógena[9]. Estamos sem viatura de resgate no local. Mulher, trinta anos. Ingeriu medicamentos com álcool. Está em parada cardiorrespiratória.

– Positivo. Farei contato telefônico para pegar o endereço. Estamos recolhendo o material e iremos deslocar imediatamente.

Todos que estavam comigo ali tinham ouvido o rádio e rapidamente guardaram o equipamento, enquanto eu ligava para anotar o endereço.

Vi o Menon colocando todo material na viatura e pegando o desfibrilador na bolsa de atendimento pré-hospitalar. Entramos todos na viatura. Repassei o endereço ao Ferreira que estava dirigindo o ABS[10], um carro de médio porte com mil litros de água e diferentes recursos, como um desencarcerador para cortar lataria de carro, equipamentos para salvamento em altura e alguns de mergulho. Com a equipe certa e os equipamentos certos estávamos preparados para qualquer tipo de ocorrência.

Iniciamos o deslocamento e lembrei que fiquei sem saber o nome daquela mulher que tentou se atirar do alto da passarela. Eu teria que fazer contato com os policiais depois para pegar os dados e preencher o relatório, mas provavelmente eu também não saberia mais qual rumo a vida dela e daquela criança iria tomar. Mesmo que a expectativa seja de que algo desse tipo possa fazer alguém despertar para um novo caminho, é difícil transformar essa realidade sem ajuda, principalmente para pessoas que se tornam invisíveis na rotina de uma grande cidade. Mas nada é impossível e eu seguia para a próxima ocorrência desejando o melhor para ela e para sua filha.

– A Carol é foda, né? – disse Denilson, olhando pra mim e tentando ver se eu falava algo para interromper meus pensamentos.

– Ela é! Vocês são! Ainda mais se eu estiver junto – disse para descontrair e trazer de volta o clima de união que sempre tivemos e que nos ajudava a cumprir cada missão.

– Para de show, capitão! – disse Magalhães rindo.

---

9 Consequência clínica e/ou bioquímicas da exposição a substâncias químicas.
10 Caminhão dos Bombeiros – Veículo Auto Bomba Salvamento.

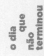

– Para de show, mas tá todo preocupado com os rumores que eu vou sair de frente das operações.

– Brinca não, capitão. Todo mundo sabe que o senhor não aguenta ir para trás de uma mesa.

– Vira essa boca pra lá, Magal. Se eu for, vou levar todo mundo pra lá junto comigo.

# PERSISTÊNCIA

— A vítima está em parada? — perguntou Denilson, acelerando a viatura. — A USA[11] já está a caminho?

— Tá em parada. Não sei há quanto tempo. USA já foi acionada. Passaram que o marido é médico e já iniciou as manobras. Parece que foi uma tentativa de suicídio também, ingerindo remédios.

Magalhães estava com a bolsa de atendimento pré-hospitalar no banco de trás e já preparava os materiais que provavelmente utilizaríamos naquela ocorrência. Denilson bloqueou o cruzamento para que Ferreira com o ABS passasse acelerando, já se aproximando da rua.

— Número 111. Casa — disse para eles, apesar do localizador da viatura já indicar o local exato.

Um pouco mais à frente vimos uma mulher, vestindo um avental, acenando ao lado de um adolescente na porta da casa. Então paramos as viaturas.

— Ela está lá dentro. No segundo andar, no último quarto, dentro do banheiro — disse a mulher ao lado do menino que estava chorando.

— Salva minha mãe, bombeiro!

Denílson ficou com eles, enquanto Magalhães, Menon, Magela e eu entravamos na casa. Logo de cara vimos a escada e Menon tomou a dianteira. Ele estava com o desfibrilador já nas mãos. A casa era grande, mas vimos um quarto maior no final do corredor. Entramos e fomos até o banheiro. Um homem estava fazendo a reanimação cardiopulmonar numa mulher ainda desnuda no chão.

Magela afastou o homem que parecia exausto, enquanto Menon secava o corpo de mulher para colocar as pás do desfibrilador.

---

[11] Unidade de Suporte Avançado com médico para procedimentos mais complexos.

– Quanto tempo em parada? – perguntei ao homem.

– Acho que dez minutos no máximo. Liguei assim que vi que estava assim. Eu sou médico. Sou o marido dela.

– Fez bem. Agora nós assumimos. Pode confiar. Acho que seu filho também deve estar precisando de você. Se quiser, pode ir pra lá.

– Eu quero ficar aqui com ela.

*"Choque não recomendado. Inicie as compressões."*

O aparelho desfibrilador automático informava que não era indicado o choque.

Magela continuou as compressões e Magalhães realizava as ventilações.

Diferente do que todos imaginavam realizar a RCP[12] não é um procedimento simples, nem certo de que a vítima pode recobrar a consciência. Mas naquele caso específico, uma intoxicação alta por medicamentos, as chances eram maiores de dar certo.

*"Afaste-se. Realizando leitura. Não toque na vítima. Choque recomendado. Afaste-se."*

Vimos o choque ser aplicado automaticamente e o corpo pular.

*"Analisando dados. Choque recomendado. Afaste-se."*

Outro choque.

*"Inicie as compressões."*

Agora Menon fazia as compressões, enquanto Magela estava monitorando o desfibrilador.

– COBOM, é o COE! COBOM, confirma pra mim o deslocamento da USA?

– Positivo, COE. Está a menos de dois minutos do local.

Menon terminava mais um ciclo de compressões quando o desfibrilador novamente deu sinal:

*"Analisando dados. Não toque na vítima. Choque recomendado."*

Mais um choque.

Nesse exato momento os integrantes da USA entraram no banheiro.

– Doutor, cerca de quinze minutos de parada. RCP ininterruptas. Três choques ministrados já.

---

[12] Ressuscitação cardiopulmonar.

Doutor Martin era um grande amigo de muitas outras operações. Ele apenas olhou para sua equipe e foi preparando algumas injeções para ministrar.

– Obrigado, Farah. A gente assume, mas se quiserem ficar para revezar vai ser bom.

Em pouco tempo já ministraram algumas injeções e começaram as compressões. De repente ouvimos uma tosse.

Vi o Magela batendo nas costas do Menon como se comemorassem uma vitória. Ela tinha voltado à vida. Olhei pra eles e sorri.

– Voltou – disse o doutor Martin. – Bom trabalho, pessoal!

Eles continuaram monitorando e ministrando mais algumas injeções. Enquanto ligavam os aparelhos que faziam a leitura cardíaca.

Vi aquela mulher abrindo um pouco os olhos, que ainda não conseguiam se firmar abertos. Ainda estava atordoada, parecendo tentar acordar de um sono profundo. Ou melhor, de um pesadelo. Não tinha forças, nem entendia muita coisa o que estava acontecendo. O marido que estava ao lado dela pegou no meu ombro e só disse:

– Obrigado. Vocês a salvaram.

– Não. Você a salvou. Se não tivesse iniciado as manobras, ela não teria resistido.

– É. Ela é resistente demais. Mas a culpa é minha. Não devia ter deixado ela sozinha.

– Não se culpa de nada agora. Vocês vão ter mais uma chance de resolver isso depois.

– Obrigado, mesmo assim. Agora eu vou avisar nosso filho.

Ele saiu do meu lado e passou agradecendo a todos os outros membros das equipes de resgate que estavam ali.

– Doutor, foi intoxicação exógena. Provavelmente esses são os comprimidos que ela tomou – apontei alguns frascos que estavam sobre a pia.

– Obrigado. Ela está estável e vai ficar bem. Vocês me ajudam a levar até a viatura?

Cobrimos seu corpo, antes de colocá-la na prancha e descer as escadas com cuidado. Do alto vi pai, filho e aquela mulher na sala junto com a Carol e o Ferreira.

– Minha mãe tá mesmo viva? Mãe você tá bem? – perguntou o garoto.

— Ela ainda está com sono, mas pode ficar tranquilo. Sua mãe tá bem!

Ele ainda chorava e a mulher ao seu lado tentava consolá-lo.

Magela me chamou num canto:

— Capitão, essa aí é a Wanessa.

— Quem, Magela?

— Wanessa, capitão. Aquela blogueira *fitness*.

Eu sinceramente não sabia quem era. Magela sabia, pois acompanhava todas as dicas de musculação e atividades físicas do mundo.

— Tô avisando isso porque provavelmente logo vai repercutir na mídia e é bom avisar o comandante.

Magela tinha razão. Toda ocorrência que pudesse chamar a atenção da imprensa tinha que ser compartilhada para que nosso comandante e outras autoridades não fossem comunicadas primeiro pela mídia.

Peguei papel e caneta num bolso e fui anotar os dados da vítima para preencher posteriormente o boletim de ocorrência. Chamei o marido:

— Qual o nome do senhor?

— Carlos.

— Senhor Carlos, ou melhor, doutor Carlos eu vou precisar da identidade do senhor e dos dados da sua esposa para preencher o relatório de ocorrência.

— Lógico. Aqui está. O nome dela é Walkiria.

— Walkiria? — perguntei, já olhando já para o Magela que tinha me falado que o nome dela era Wanessa.

O médico viu minha cara de surpresa e já se antecipou.

— Deve ser por que o senhor conhece como Wanessa, né?

— Bem, eu não conhecia. Me desculpe. Mas minha guarnição disse que era a Wanessa.

— É a mesma pessoa.

Ao fundo eu vi que um carro de imprensa estava estacionando na rua.

— O senhor sabe que provavelmente vão ter pessoas da imprensa querendo saber o que aconteceu aqui, não é?

— Parece que sim.

– Não se preocupa com isso agora. Se puder lhe dar um conselho é não falar nada de cabeça quente. Às vezes a gente quer falar uma coisa e diz outra.

– É verdade.

– O senhor tem como deixar o filho com alguém de confiança e acompanhar sua esposa na ambulância?

– Com certeza.

Sai de perto dele e liguei rapidamente para o comandante, passando aquela situação, pois logo mais veria alguma reportagem no noticiário. Aproveitei que falava ao telefone e entrei na viatura, enquanto o repórter foi em direção à ambulância. Olhei para o Ferreira no ABS:

– Todos aí?

– Positivo, comando! Ponto zero? – Ele perguntou querendo saber se iríamos retornar ao quartel naquele momento.

– Positivo!

Saímos com uma sensação leve. Ajudar a reverter uma parada cadiorrespiratória é algo realmente gratificante.

– Então hoje vai ter pizza, né capitão? – perguntou o Denilson.

– Pede pro Magal, Magela e Menon pagarem, pois eu nem encostei na vítima. Mérito deles.

– Nada disso, capitão. É o seu grupo. Já estava combinado: se revertermos uma PCR tem pizza de noite.

– Já passou das 14h e a gente ainda nem almoçou. Então vamos pelo menos parar para comer alguma coisa agora, ou à noite vocês vão estar com tanta fome que eu vou ter que comprar uma pizza pra cada um.

– Sorte do senhor que o Assunção não está de plantão hoje. Seriam duas pra ele.

– COE, é o COBOM.

– COBOM, positivo. Desculpa ainda não ter passado a parcial da ocorrência.

– COE, o subtenente Ferreira já fez contato aqui e atualizou. Estamos chamando para outra ocorrência.

– Positivo, COBOM. Pode repassar.

– QSL, trata-se de um adolescente, catorze anos, trancado no quarto, ameaçando jogar álcool no corpo e atear fogo. A mãe esta desesperada na linha. Pediu prioridade, pois o menino já derramou álcool por baixo da porta. Tem condição de anotar o endereço?

– Positivo. Pode repassar.

Não acreditei. Era a terceira ocorrência em menos de três horas. E todas eram de autoextermínio. Havíamos treinado a manhã toda exatamente para aquele tipo de situação, mas jamais imaginávamos três ocorrências desse tipo no mesmo dia. A primeira com uma mulher que ninguém conhecia e a outra que todo mundo conhecia. Era estranho pensar naquilo. Duas vidas diferentes buscando o mesmo fim. Uma delas eu teria que comunicar rapidamente, pois poderia ter uma grande repercussão. A outra provavelmente a imprensa não notaria sua ausência. As duas eram mães.

*"Deveria haver um tratamento diferente para cada pessoa? Será que uma vida era mais importante que a outra?"*

Não para nós. Seguimos um único propósito, no mesmo carro, com os mesmos equipamentos e a mesma equipe, dedicando o mesmo esforço máximo até o fim. Às vezes acabamos por saber algo mais sobre a pessoa que precisa de ajuda só depois que a missão termina. Para estar ao lado dela precisamos apenas do essencial para ajudar a reverter o problema dela, sem se importar qual sua profissão, sexo, religião, cor da pele. A gente só se importa mesmo em salvar vidas.

Seguimos para mais uma ocorrência. Mais uma pessoa que provavelmente chegou ao limite da sua dor e achava que deveria acabar com aquilo dessa maneira. E a gente precisava ajudar, mostrando que sempre há uma saída.

...........................

Gabriel chorava muito. Pegou o telefone e pensou em enviar uma mensagem para o grupo da escola. Ao abrir o aplicativo viu uma matéria que tinha acabado de ser compartilhada. Era uma foto da mãe de Natan sendo levada por uma ambulância.

Mais uma vez ele sentia que era o culpado.

...........................

# AÇÃO E REAÇÃO

— Pessoal, mais um chamado de tentativa de autoextermínio.

Todos eles me olharam assustados. Magela, Carol e Menon ouviram o rádio e já começaram a se equipar com a roupa de combate a incêndio. Como sabiam que a vítima estava ameaçando colocar fogo, precisavam se preparar para o pior. Eu torcia para não precisarmos utilizar aquelas roupas, mas peguei meu roupão na parte de trás da viatura. À medida que nos deslocávamos para o local, dentro da viatura extremamente apertada para uma pessoa do meu tamanho, eu tentava colocar minha roupa de incêndio por cima da farda. Denílson e Ferreira estavam dirigindo e colocariam o equipamento se precisasse, quando chegassem ao local, pois aquele roupão atrapalhava.

— Magal, você entra comigo na casa, ok? Vou pedir para o Magela armar uma linha de combate caso a gente precise de água.

Eram muitas variáveis que tínhamos em uma operação como aquela. Mas para quem está liderando uma delas era a mais importante: o tempo. Essa é a única variável que eu não posso controlar. Todas as minhas decisões como líder de uma equipe de resgate se baseavam nisso. Eu não posso fazer o relógio parar. Se me perguntassem qual o poder de super-herói que eu queria, certamente iria escolher esse: controlar o tempo. Em cada ocorrência eu penso quanto tempo temos.

*"Quanto tempo a mulher está em parada cardiorrespiratória? Quanto tempo a mulher já esta pendurada na passarela? Quanto tempo teremos antes que o menino coloque fogo no quarto?"*

Uma pequena fração de tempo pode significar uma vida.

Incidentes com fogo são terríveis, pois o fogo é extremamente letal. Não somente pela alta temperatura, mas porque a pessoa perde a proteção da pele e muitas vezes tem infecções generalizadas, não resistindo. Fora a dor, que é cruel. Algumas pessoas chegam a desmaiar. É o tipo da ocorrência difícil de controlar, pois todos que estiverem ali estão correndo risco de morte, inclusive os homens e mulheres da minha equipe.

Ao entrar numa rua grande, avistamos várias viaturas da polícia e também do BOPE[13].

Quando se trata de uma tentativa de autoextermínio com arma de fogo e até mesmo facas, muitas vezes nós pedíamos o apoio do BOPE, pois além de experiência com negociações, tem equipamentos necessários para maior controle e proteção, como coletes, escudos balísticos e outros que não tínhamos.

Paramos próximo do local da ocorrência e um dos militares imediatamente se apresentou:

– Boa tarde, comando. Caveira 63. Prazer rever o senhor.

Eu conhecia vários militares do BOPE, pois muitas das atividades que eles realizavam no Curso de Operações Especiais eram ministradas por nós. Atividades em altura, rapel, trabalho com cordas, mergulho, Atendimento Pré-Hospitalar Tático, quase todas estas instruções ficavam a nosso cargo. Por isso, vários deles tinham sido meus alunos.

Nosso batalhão, o BEMAD, foi fundado com o escopo de ser uma unidade especializada, focada em atendimento de incêndios florestais, ocorrências envolvendo produtos químicos radiológicos, biológicos e nucleares, e resposta a desastres. Essas operações exigiam equipamentos especializados, treinamento especializado e pessoal especializado, a tríade de todas as atividades de operações especiais.

– Boa Tarde, Caveira. Quem está no comando da operação?

– Major Rodolfo, senhor.

Major Rodolfo já estava no BOPE há muito tempo, desde o tempo que a unidade chamava GATE[14]. Já tinha atendido várias ocorrências com ele, envolvendo suspeitas de bombas, tomada de reféns e outras tentativas de autoextermínio.

---

**13** Batalhão de Operações Policiais Especiais.
**14** Grupo de Ações Táticas Especiais.

Entrei na casa e o time tático do BOPE se encontrava preparado no interior da residência. Alguns militares conversavam com uma mulher que devia ser a mãe do garoto.

– Major, boa tarde! Capitão Farah do BEMAD.

– Boa tarde, Farah – respondeu o major Rodolfo ao me reconhecer e já foi passando as informações – A situação está tensa. Suspeitávamos que pudesse haver arma de fogo envolvida, mas o time tático já verificou com a mãe que a arma que pertence ao pai está no cofre e o garoto nunca teve a senha. A princípio, ele está trancado dentro do quarto dele e já derramou álcool, pois vimos por debaixo da porta.

Abaixei, tirei as minhas luvas, passei o dedo e cheirei. Já tinha volatilizado um pouco, mas realmente parecia álcool.

– Nosso negociador do BOPE está tentando fazer contato para conversar, mas ainda sem muita evolução.

– Quanto tempo ele já está lá dentro?

– Chegamos há exatos trinta e três minutos – disse o major estendendo a roupa e olhando para seu relógio que cronometrava todo o tempo daquela operação.

– O que a mãe disse?

– Parece que houve uma briga no colégio. Nada sério, mas tem algo sobre racismo envolvido no meio. Ela está muito nervosa e não consegue falar, mas acredita que ele tenha pegado uma garrafa de álcool que estava praticamente cheia na despensa da casa. O pai do menino já foi localizado e está a caminho. Creio que o garoto possa estar com algum receio da polícia, mas não sabemos o motivo. Então pode ser melhor vocês assumirem a negociação e tentarem pegar mais detalhes.

– Sim senhor, major.

Ferreira estava próximo aguardando instruções junto com Carol, Magela, Magalhães e Menon.

– Podem armar um estabelecimento com duas linhas pressurizadas com água. Uma do lado de fora, próximo da janela do quarto, e outra podem trazer aqui para dentro. Magal pega o arrombador e fica comigo aqui. Vou tentar fazer o garoto abrir a porta, se não der certo, vamos arrombar.

Olhei o tipo de fechadura da porta e não era de chave universal. Isso dificultava uma tentativa de abrir com uma chave especial sem que ele percebesse.

– Sabe o nome do garoto, major?

– Gabriel. Ele tem catorze anos.

Eu me posicionei de frente a porta e tentei um primeiro contato:

– Gabriel, eu sou capitão Farah. Você me escuta?

Silêncio. Então insisti.

– Eu só quero conversar com você. Sou capitão do Corpo de Bombeiros.

Ouvi algo lá dentro e pedi para todos continuarem em silêncio absoluto.

– Já disse que não quero conversar. Sei que você não é bombeiro. Você é da polícia.

– Não, Gabriel. Eu sou dos Bombeiros.

– Eu vi os carros pretos chegando. Vocês querem me prender.

– Gabriel, eu não vou te prender. Prometo. Vim até aqui para te ajudar.

A voz do garoto estava embargada e demonstrava nervosismo, parecendo chorar. Deitei no piso e por debaixo da porta eu podia perceber pela sombra que ele se movimentava muito no quarto. Chamei o Magalhães com um gesto.

– Liga para o SAMU[15] e solicita uma USA. Veja com a mãe se ele tem telefone e pede o número. Pergunta para ela também se o álcool que tem em casa é 76% ou 98% e de qual tamanho é essa garrafa. E arruma uma toalha bem grande molhada, por favor.

O álcool 76% é menos inflamável e tem um dano significativo, mas menor que o de 98%. Assim teríamos mais tempo para agir caso ele resolvesse acender aquele fósforo. Antes disso, poderíamos tentar ligar para o celular dele e distraí-lo em busca de mais tempo para raciocinar.

– Gabriel, abre a porta e vamos conversar.

– Não vou abrir a porta. Não quero ser preso.

– Eu vou provar para você que sou bombeiro, mas depois eu quero que você abra a porta para ver que eu só estou aqui para te ajudar.

Abri minha jaqueta de combate a incêndio e retirei meu símbolo de bombeiro que fica fixado com velcro na farda e também minha targeta com meu nome "CAP FARAH". Passei por debaixo da porta, não totalmente, mas o suficiente para ver se ele iria pegar para ver.

---

[15] Serviço de Atendimento Móvel de Urgência.

Vi a sombra dele se movimentando e de repente ele puxou o símbolo e minha targeta.

– Magela, as linhas de mangueiras estão pressurizadas? – perguntei no rádio, afastando-me da porta para que o menino não pudesse ouvir.

– Estão sim, 01[16].

– Vocês têm visão do quarto daí de fora?

– Negativo. As cortinas estão fechadas. Só vemos sombras.

Eu voltei para a porta do quarto.

– Gabriel, viu que sou mesmo bombeiro? Agora eu queria olhar no seu olho e dizer que estou aqui para ajudar.

Eu queria que ele abrisse a porta para que eu pudesse ver a cena no interior do quarto e entender melhor como agir de acordo com a situação. Peguei um pedaço de papel pequeno e amassei na minha mão para bloquear a fechadura. Retirei o capacete e abaixei a balaclava para que ele pudesse me olhar nos olhos, pois isso faria toda diferença

Ele não me respondeu, mas por debaixo da porta vi que a sombra dele continuava movimentando. Até que ouvi um barulho na fechadura. Eu me levantei rapidamente, mas não podia abrir a porta para ele não se assustar. Pedi para os militares do BOPE se afastarem ao máximo e deixei no campo de visão somente com Magalhães ao meu lado, que já estava com a toalha molhada na mão.

– Eu posso abrir a porta, Gabriel?

– Pode. Mas se entrarem no meu quarto eu coloco fogo em tudo. Eu já joguei álcool na minha cabeça.

Abri a porta bem devagar. O quarto estava com a luz apagada e a luminosidade não era boa. Consegui vê-lo bem, mas disse:

– Preciso que você abra a cortina da janela para iluminar o quarto e eu olhar para você.

Havia muitos livros e outros materiais inflamáveis ali. Notei uma prateleira com medalhas e um troféu.

– Não entra! – ele gritou, enquanto abria a cortina conforme eu pedi.

– Não vou entrar. A gente combinou isso.

– Pronto! Já me viu e sabe que eu não tô brincando!

---

**16** Forma utilizada para se referir ao profissional que está no comando.

Percebi melhor que ele segurava um fósforo e a caixa na mesma mão. Teria dificuldade de acender o fogo daquela maneira, mas eu não podia arriscar tudo, não naquele primeiro contato. Eu tinha que fazê-lo desistir da ideia. Apoiei minha mão no buraco da fechadura interna da porta e coloquei o pedaço de papel na fenda de maneira que ele não conseguisse mais trancar a porta, caso tivéssemos que fazer uma abordagem.

– Gabriel. O que tá acontecendo? Fala pra mim. Sua mãe disse que você teve uma discussão no colégio.

– Foi. Agora fecha a porta e me deixa.

Ele estava muito nervoso.

– Calma Gabriel. Eu não quero que você se machuque. Não quero me machucar e não quero machucar ninguém aqui, nem sua mãe que está aqui fora preocupada contigo.

– Então tira ela daqui!

Vi que tinha uma certa vantagem, pois ele não iria acender o fósforo sabendo que a mãe corria risco de se machucar. Lógico que isso não aconteceria, pois ela estava atrás da nossa equipe que permanecia atenta na retaguarda. Mas em momentos de tensão como aquele, as pessoas perdiam a capacidade de raciocínio e conseguíamos mostrar que sua atitude poderia se estender e ferir outras pessoas, assim como existiam outras saídas.

– Gabriel, sua mãe não vai sair de perto de você. Eu vou te falar uma forma como podemos resolver isso. Você deixa a caixa de fósforo em cima da mesa. Eu entro, nós vamos sentar ali e conversar um pouco. Depois vamos juntos com sua mãe até o hospital para ver se você está ferido, se está tudo bem com você.

– Você promete que eu não vou ser preso?

– Te prender por quê?

Então o telefone dele tocou. E de repente, ele se transformou.

– Vocês vão me prender! A culpa foi minha.

Ele saiu do controle.

– Fecha a porta! Ela morreu por minha causa!

Eu vi que ele estava nervoso e fui me afastando da porta, torcendo para que aquele papel impedisse que ela fosse novamente trancada.

Vi que Magalhães segurava a toalha atrás da parede e entendeu que deveria ser o momento de agir. Menon estava com a mangueira já pressurizada e me deu sinal também que estava pronto.

Gabriel veio se aproximando furioso.

Assim que recuei para fora do quarto, ele deu um passo atrás, riscou o fósforo e segurou longe do corpo, mas se assustou e deixou cair o fósforo no chão. Só deu tempo de ouvir a explosão.

# RESISTÊNCIA

— A ambulância chegou, Jorge. Estou ouvindo a sirene lá fora.

Neide desceu correndo em direção a porta.

— Não tem como abrir a garagem? – perguntou o motorista da ambulância.

— Moço, eu não estou achando a chave. Vem rápido! Ele tá dentro do banheiro e não responde.

Todos desceram com os equipamentos e correram até a casa. Subiram as escadas e Neide apontou para o quarto. Jorge estava lá, chutando a porta, mas sem sucesso. E o cão continuava latindo.

— Ele está aí dentro! A gente não consegue abrir a porta! – disse Jorge já exausto.

O médico do SAMU largou os equipamentos no chão e também tentou abrir a porta. Era mais forte que Jorge, mas não o suficiente para arrombá-la. Tentou várias vezes e não fazia efeito nenhum.

— Vamos nós dois juntos.

Tentaram, chutaram na altura da fechadura, mas sem sucesso.

— Liguem para os Bombeiros – disse o médico.

— Central! USA 02 prioridades! Precisamos dos Bombeiros no local para arrombar uma porta!

— Recebida prioridade e faremos contato.

# CONFIANÇA

Quando ouvi o barulho da explosão entendi que tudo naquele quarto ia pegar fogo, inclusive aquele menino. Não pensei duas vezes, empurrei a porta e pulei em cima dele. Magalhães fez o mesmo e num movimento bem sincronizado Menon abriu o jato de água, enquanto ouvi a janela quebrar com a entrada de mais um jato de água através dela.

Senti um calor forte no meu rosto. Não tinha dado tempo de colocar a balaclava e o capacete para me proteger daquela situação. Eu sabia que era uma possibilidade, mas não acreditava que aquele garoto quisesse realmente fazer aquilo, principalmente por causa de uma discussão numa partida de futebol. Meus olhos estavam fechados, mas eu ainda sentia o calor do corpo sendo resfriado pela água das mangueiras.

Assim que abri os olhos, eu me vi abraçado com o Gabriel e o Magalhães no chão ao nosso lado. Ainda havia chamas no quarto, que o Menon estava apagando. Rolei para o lado conferindo se o garoto estava bem. O cabelo e rosto dele pareciam estar queimados. O médico do SAMU entrou e me afastou para atender o garoto.

Levantei e fui em direção do Magalhães.

– Você tá bem, Magal?

– Tô. Acho que tô – disse ele conferindo e apalpando seus ossos. – E o senhor?

– Estou sim – respondi sem saber se estava bem mesmo, quando ouvi um grito do corredor.

– Meu filho!

Era o desespero da mãe que percebeu que algo de muito grave tinha acontecido lá dentro. Não tinha mais chamas no quarto, mas o garoto continuava desacordado, sendo atendido pela equipe médica.

– Doutor, ele tá bem? – perguntei ao médico.

– Está respirando, mas teve queimaduras graves no rosto e nos braços.

Quando me aproximei pude ver que num dos braços a pele dele estava se soltando, como se estivesse mudando de cor. Foi muito forte. Sai do quarto imediatamente. E passei pelo corredor onde a mãe estava sendo contida, juntamente com um senhor que deveria ser o pai do menino. Eu não parei, pois queria sair da residência para respirar. Encontrei com Ferreira e Magela do lado de fora.

– Tudo bem, comando? – perguntou Ferreira.

– O médico disse que ele vai ficar bem – disse meio engasgado.

– E os senhores?

– Eu tô. Acho que Magal também.

– Tô bem, sim – respondeu o Magalhães. – Só meio atordoado com explosão e adrenalina, mas tô de boa.

Enquanto eles recolhiam os equipamentos, eu não conseguia tirar a cena daquele menino com a pele transformada em seu braço. Novamente é mais difícil ao lembrar que também tenho filhos, dois meninos. Cada um deles com suas dificuldades e dúvidas.

*"Será que estavam bem? Será que eu deveria estar mais perto deles, ouvir mais, fazer algo que não estava percebendo, mas que eles estivessem precisando?"*

Sei que não era momento disso, mas era inevitável. Fui conversar com os pais do garoto que ainda estavam muito nervosos.

– Fiquem tranquilos. Ele vai ficar bem. Vai ser encaminhado para o hospital. É importante que um de vocês acompanhe.

– Ele tá bem mesmo? – perguntou a mãe desesperada. – Jura?

– Sim. Infelizmente teve queimaduras, mas está respirando e vai ficar bem. O médico está lá com ele.

– Obrigado. Eu sou pai do Gabriel. Sou médico também. Eu quero vê-lo.

– Claro. Vai ser importante. Enquanto isso vou precisar de uns dados para fazer o registro de atendimento.

– Eu pego os documentos para o senhor – respondeu a mãe ainda abalada.

Eles se afastaram e Carol apareceu atrás de mim:

– Da próxima vez escolhe alguém mais leve para pular em cima da vítima, capitão – ela falou com ar sério, mas eu não pude conter um leve sorriso.

Enquanto anotava os dados, fiz contato com a central pelo rádio.

– COBOM, é o COE.

– Prossiga COE. COBOM tá na sua escuta.

– COBOM, vítima contida e repassada aos cuidados médicos do SAMU. Situação resolvida. Em breve faço contato telefônico para repassar maiores detalhes.

– Positivo, COE. Já tem condições de realizar um atendimento próximo da região?

– Positivo.

– QSL, trata-se de um apoio ao SAMU. Uma vítima que está irresponsiva dentro de um banheiro e não conseguem arrombar a porta.

– Pode repassar o endereço e considerar o deslocamento das viaturas – respondi ao rádio e já comecei a preparar a equipe. – Ferreira, tira uma foto dos documentos e vamos partir. Tem mais uma ocorrência agora.

Retirei o roupão de incêndio e coloquei na parte de trás da viatura. A roupa estava toda molhada e ainda sem o nome na minha farda. Corri para dentro da casa e fui até o quarto para procurar. O pai do menino estava ao lado do médico que continuava atendendo o Gabriel. Entrei no quarto de maneira discreta e comecei a procurar a tarjeta. Ao me virar vi que o garoto estendeu a mão para cima. Eu me aproximei dele.

– Me desculpa, bombeiro.

– Não se preocupa, garoto. Você vai ficar bem.

Ele não disse nada. Estava sem forças ainda.

– Eu tô precisando daquela tarjeta com meu nome. Você sabe onde está?

Ele apontou para o bolso da calça chamuscada. O pai dele colocou a mão e retirou minha targeta e o símbolo do Bombeiro.

– Posso guardar? – Gabriel perguntou para mim ainda de olhos fechados.

– Vamos fazer o seguinte, o símbolo do Bombeiro você pode ficar. Assim você vai lembrar que dá pra confiar em quem quer te ajudar, beleza?

Ele quase sorriu. Peguei minha tarjeta, apertei com firmeza a mão do pai, agradeci a equipe médica e sai correndo.

Vi o Menon entrando na viatura já com o arrombador na mão. Devia ter ouvido no rádio que precisaríamos desse equipamento. Entrei no carro e na parte de trás, onde Magalhães estava com uma marreta de oito quilos.

– Eita, Magal e Menon vão arrombar porta de banco, é?

– Se a gente não conseguir com isso, o senhor pula em cima que derruba tudo.

Não pudemos conter o riso. Denílson ligou a sirene e fomos em direção à próxima ocorrência que não era muito longe dali.

# PÔR DO SOL

João sentia o vento forte do décimo quarto andar. Era um dos pouco prédios daquela rua, mas o mais alto de todos. Ao lado havia outros menores de três ou quatro andares. Ele tinha uma vista maravilhosa da cidade.

Era um lindo final da tarde. João olhava o horizonte e queria esperar o sol se pôr para encerrar sua batalha. Queria ter só mais esse momento de prazer. Ele adorava pôr do sol, pois remetia o lugar onde nasceu e que deixou para trás para tentar vencer na cidade grande. Mas não podia admitir qualquer derrota, pois na sua região o cabra devia ser responsável e assumir seus compromissos até o final. Aquele seria seu último pôr do sol.

Uma vizinha do quarto andar do edifício da frente olhou pela janela do seu apartamento e achou ter visto uma pessoa apoiada no parapeito de um andar alto no outro prédio. Forçou a vista e viu uma cortina balançar com o vento. Não dava para ver direito se tinha uma pessoa ali e resolveu chamar seu marido para ter certeza. O sol estava forte e dificultava a visão.

– Amor, vem aqui! Rápido!

– O que foi?

– Olha lá naquele prédio. Lá no alto onde tem uma cortina balançando. É uma pessoa ali fora?

– Minha nossa! É sim! Tem um homem lá!

– Mas o que ele tá fazendo ali, meu Deus?

– Ele vai pular! Liga para os Bombeiros! Eu vou avisar na portaria.

Saiu correndo pelas escadas mesmo, atravessou a rua e olhou para cima para tentar ver se ainda avistava o homem. Ele realmente estava lá. As pessoas que circulavam pela rua também começaram a olhar para cima e parar uma a uma, assim como os carros. Todos apontavam para cima.

O vizinho entrou no prédio e disse ao porteiro:

– Tem um homem numa janela querendo pular.

– Neste prédio?

– Isso! Neste prédio! Vem aqui fora para ver.

Divino saiu rápido. Sua vista não era muito boa, mas viu que realmente tinha alguém.

– Qual andar deve ser?

Ele começou a apontar os andares e contar.

– Um, dois, três....

– Catorze – disse Divino com certeza – É o Seu João!

– Quantos andares tem o prédio?

– Tem quinze.

– Então é o catorze mesmo.

João chorava enquanto aguardava seu último pôr do sol, sem perceber qualquer movimentação lá embaixo, nem mesmo ouvia as buzinas que tocavam para chamar sua atenção. Só quando desviou o olhar viu a multidão ali embaixo. Suas pernas travaram.

# IMPOTÊNCIA

Pelo endereço que a central informou, estávamos a cerca de dois quarteirões do local da próxima ocorrência. Assim que chegamos na rua, vimos uma viatura do SAMU estacionada.

– Deve ser aí, Denílson.

Desembarcamos e logo um senhor veio correndo até nós, gritando.

– Lá em cima! Lá em cima!

Subimos as escadas e vimos uma senhora chorando, um cão latindo e a equipe do SAMU tentando empurrar a porta do banheiro.

– Tentamos de tudo, mas não conseguimos.

Magela nem esperou o médico completar. Deu dois passos para trás, um chute bem ao lado da fechadura e arrombou a porta com uma facilidade que todos ficaram espantados. Era muito forte, um ogro, faixa preta de jiu-jitsu e outras artes marciais. Menon e Magalhães se entreolharam com as ferramentas de arrombamento na mão e jogaram tudo no chão, porque elas já não eram mais necessárias.

Entrei no banheiro e encontrei um senhor enforcado.

Ferreira, Menon e Magela ajudaram a carregá-lo para fora do banheiro e deixar que o médico pudesse examinar. O cachorro tentou se aproximar e foi contido pela senhora e o outro homem que aguardavam muito nervosos na porta do quarto. Carol foi até eles e pediu para que se afastassem.

Eu fiquei sentado num banco dentro do banheiro vendo aquela cena. O senhor estava completamente roxo e eu temia o pior. Senti a pele dele já bastante fria. Magela ajudou a retirar o laço do pescoço, enquanto o médico avaliava e colocava o aparelho para verificar os batimentos cardíacos.

Ele devia ter quase oitenta anos. A casa era grande, estava muito bem vestido e tinha uma aparência muito familiar, de um senhor com quem já tivesse cruzado em algum momento, alguém que eu já conhecesse ou quisesse conhecer. Percebi um envelope branco no chão próximo ao chuveiro. Peguei e vi um símbolo dourado de um laboratório com algo escrito:

"Para meu amado filho, Mateus"

Pensei em abrir o envelope e tentar buscar alguma informação sobre aquela situação, mas minha atenção foi desviada.

– Capitão!

Olhei para o médico e ele fez um sinal de negativo com a cabeça.

– Fratura das cervicais. Infelizmente já está sem batimento cardíaco.

Aquilo me derrubou. Quarta tentativa de autoextermínio naquele plantão. Em todas as outras tínhamos conseguido um final diferente. Mas agora chegamos tarde demais e não pudemos fazer nada.

Eu fui até a cama e fiquei olhando fixamente para aquele senhor. O homem e a senhora estavam no corredor abraçados e chorando. O cachorrinho se acalmou e simplesmente deitou diante da porta do quarto, como se esperasse por algo que não aconteceria.

Meu sentimento, e certamente de todos ali, era de impotência. Aquele dia estava sendo muito intenso, mas todas as missões estavam sendo cumpridas de certa maneira com sucesso e aquela perda era inaceitável. Não guardo comigo todas as vidas que já salvamos ao longo da carreira, mas carrego para sempre aquelas que escapam desse nosso esforço máximo para salvar.

A casa estava em silêncio. Ouvi o rádio chamar.

– COE, é o COBOM.

– Prossiga COBOM. COE tá na escuta.

– COE, está em condições de atendimento?

– Positivo, COBOM. Mas vamos precisar de perícia no local dessa ocorrência. Trata-se de autoextermínio consumado.

– Positivo, COE. Mas inicie deslocamento imediato. Uma pessoa está tentando se atirar do alto de um prédio. Décimo quarto andar.

Não dava pra acreditar. Cinco tentativas de autoextermínio naquele dia. Cinco vidas.

Eu olhei para minha equipe e todos sentiam o mesmo.

– Copiaram? – eu perguntei.

– Sim, senhor! – responderam em coro, cada um já saindo para se preparar.

– Doutor, nós temos que ir. Qualquer coisa que precisar, pode ligar no COBOM que eu entro em contato depois. Já acionamos a perícia e eu preciso que vocês aguardem aqui, por favor.

– Vamos aguardar, capitão. Boa sorte.

Descemos as escadas e fomos até a viatura. Começamos a nos equipar mais uma vez com materiais de salvamento em altura. Dessa vez, por se tratar de um prédio alto, de certa maneira seria mais complexo do que uma passarela. Com todos equipados, entramos nas viaturas e iniciamos o deslocamento para o local.

Eu já estava exausto, nem tanto pelo esforço físico, mas por lidar com esse tipo de ocorrência que requer muito equilíbrio para tentar entender cada caso, cada cenário, os riscos e até mesmo a motivação.

*"Como cada uma daquelas pessoas tão diferentes chegou naquele ponto de desistir de tudo?"*

Durante a emergência não conseguimos nos aprofundar naquela história. Somos apenas os personagens que chegam para tentar mudar o rumo e permitir que os próximos capítulos possam ser melhores. Mas não conseguimos fazer isso para aquele senhor.

*"Como ficaria aquela família? Como ficariam seus filhos e netos quando soubessem? Será que ele tinha esposa?"*

Estava escurecendo. Não tínhamos comido nada desde o café da manhã. Uma ocorrência atrás de outra, sem descanso.

– Chegamos!

Voltei os olhos para a rua e vi a multidão aglomerada. Algumas viaturas policiais já estavam isolando o local e abriram caminho para nossa passagem. Paramos na frente da portaria do edifício e descemos com todo material necessário. Olhei para cima e vi um homem com uma camisa branca do lado de fora da janela. Vi que ainda tínhamos um andar acima, de onde poderíamos fazer uma abordagem.

– Menon e Carol, vocês fazem a abordagem, se precisar. Mas somente se eu sinalizar, ok? Ferreira e Magela vão subir com vocês para ajudar na ancoragem.

– Positivo, comando – disse o subtenente Ferreira.

– Magal vem comigo. Denílson, assim que Menon e Carol estiverem com tudo pronto para fazer abordagem, você desce para o apoio.

A partir dali não precisei falar mais nada, pois todos já sabiam o que fazer. Entramos na portaria, onde algumas pessoas estavam aglomeradas.

– Onde é o elevador?

– Aquele ali – respondeu um senhor que parecia ser o porteiro – É no décimo quarto andar.

Como não cabia todo mundo no mesmo elevador, chamei o elevador de serviço e subi com Magalhães, Magela e Ferreira.

– Ainda bem que vim com os mais leves – disse Ferreira para quebrar o gelo naquela tensão.

Pode parecer estranho para qualquer pessoa de fora ver um bombeiro que não esteja tenso numa situação como essa, mas essa leveza é importante para nos conectarmos ainda mais, sem nunca perder o foco na missão. Temos que suportar todo tipo de pressão de um serviço muito pesado, que mexe com tantas emoções. Essas interações entre uma ocorrência e outra nos torna humanos ainda mais sensíveis e interessados em levar esse sentimento de alívio para as vítimas e também para todas as outras pessoas que estão sendo impactadas, seja num pequeno acidente ou numa grande tragédia.

O elevador parou no décimo quarto andar. Eu e Magalhães descemos, enquanto Ferreira subiu com Magela ao andar acima para encontrar Carol e Menon. Quando cheguei no hall dos apartamentos vi um senhor e um casal juntamente com dois policiais.

– Boa noite, capitão! Cabo Cassimiro.

– Boa noite, Cassimiro. Já fizeram contato com a vítima?

– Não senhor. O apartamento é esse aqui. 1401. Mas não abrimos com medo da vítima se assustar e pular.

– Ok. Pode deixar que eu assumo. Nossa equipe já está se posicionando. Pode descer com todo mundo e não deixa ninguém subir aqui, a não ser bombeiros ou policiais. Por favor, faz contato com a central e pede uma ambulância do SAMU aqui o mais rápido possível.

– Sim senhor, capitão.

– Quanto menos pessoas aqui melhor para gente. Se chegar algum familiar só deixa subir se eu autorizar, ok ? Alguém tem a chave do apartamento? O porteiro talvez?

O homem que estava na portaria se aproximou.

– Eu sou o porteiro, mas não tenho a chave. Só a esposa dele, mas ela não está em casa.

– Ok. Pode deixar que vamos dar um jeito. O senhor sabe o nome dele?

– Ele se chama João.

– Percebeu algo de diferente hoje? Aconteceu alguma coisa estranha?

– Bom, ele costuma ir trabalhar pela manhã e voltar à noite, mas hoje disse que iria ao banco e acabou voltando cedo para casa, era pouco depois do almoço. Achei ele estranho e até ofereci um cafezinho, mas ele parecia estar com o pensamento longe.

– Ok. Obrigado. Pode descer também e ajudar a controlar os outros moradores. Peça para utilizarem a escada e deixar o elevador livre para as equipes de resgate, por favor.

Assim que eles saíram do hall, eu tentei abrir a porta, torcendo para que ela não estivesse trancada e facilitar nosso trabalho. Ter que arrombar ou utilizar uma ferramenta para forçar a abertura poderia assustar a vítima e ela se desequilibrar, antecipando qualquer chance de reação.

Coloquei a mão na maçaneta e girei. Estava aberta. Foi um alívio. Olhei para o Magalhães com um sinal de positivo e abri lentamente a porta.

A sala estava escura. Não dava para enxergar muita coisa. Pensei em acender a luz, mas por um momento me contive para não distrair o homem que estava para fora da janela. Deixei a porta aberta e a luz do hall penetrar. Minha entrada não teria mais efeito surpresa, a não ser que aquele homem estivesse tão tenso que nem percebesse que eu estava ali.

Fui caminhando lentamente junto com Magalhães e, à medida que ia me aproximando da janela, podia ver o homem. Fui chegando mais próximo e vi os sapatos do lado de dentro. Tomei cuidado para não fazer qualquer movimento brusco.

– Magal – falei baixo, quase sussurrando. – Acho melhor a gente tentar conversar. Ele está sem sapato e, se assustar, pode escorregar.

Magalhães fez um sinal de positivo com a cabeça.

Decidi ligar a lanterna do capacete e Magalhães fez o mesmo. Nossas lanternas eram muito fortes e o fecho de luz acabou chamando a atenção do João, mas sem que o assustássemos. Ele apenas olhou em nossa direção. O vento estava forte e não sabia se ele conseguiria me ouvir.

– Oi. Meu nome é capitão Farah. Sou do Corpo de Bombeiros.

Ele me olhou, mas continuou agarrado à janela sem falar. Fomos chegando mais próximo e ele permaneceu imóvel, até que eu consegui colocar a cabeça para fora.

Nesse tipo de ocorrência o ideal é não ter atitudes muito previsíveis, para que de uma maneira ou de outra consiga criar uma empatia com a pessoa que está ali em extrema emoção, nervosa, até mesmo em transe ou dopada. Olhei para baixo e minha lanterna iluminou a rua. Dava para ver a multidão lá embaixo. Desliguei a luz antes de olhar para ele e não cegar sua visão.

– Qual o seu nome?

Eu já sabia, mas isso ajudaria a criar mais proximidade e testar o nível de consciência dele. De imediato ele me respondeu.

– João.

– João, posso te ajudar a entrar para conversarmos aqui dentro.

– Quero ficar aqui.

– Ok. João, meu nome é Farah. Sou capitão do Corpo de Bombeiros. Você não quer pelo menos chegar um pouco mais próximo de mim? Estou preocupado de você escorregar.

– Não. Tô bem aqui.

– Por que você está aqui fora, João?

– Por favor, não quero conversar.

– Tá bem, João. Vou respeitar que você não quer conversar, mas você sabe que eu não posso simplesmente ir embora e te deixar aqui. Além de não poder, eu também não quero.

– Como assim você não quer?

– João, deixa eu te explicar uma coisa. Qual é a sua profissão?

Ao tentar estabelecer um diálogo com ele, criaria um vínculo, demonstrando para ele que eu realmente queria ajudar. Eu precisava saber qual a real intenção dele, se era alta ou não, já que a letalidade desse ato era elevada.

Conseguimos medir a letalidade pelos meios que o tentante tenta um autoextermínio. Por exemplo, se está segurando uma faca de cozinha pouco amolada ou se corda que está utilizando é frágil. Assim vemos que a letalidade é baixa, havendo determinadas condições para reverter aquela situação. É bem diferente de alguém estar portando uma arma de fogo ou tentando se jogar de um prédio alto, como o caso do João.

Já a intencionalidade é mensurada não só pela afirmação constante, mas pelo fato de a pessoa já ter iniciado seu ato, como cortes nos pulsos ou até mesmo a informação que já teria tentado algo parecido antes. Naquele apartamento que estávamos, não tinha ninguém para nos contar isso.

Entender o gatilho é sempre muito importante. Cada pessoa tem problemas diferentes e reage a cada dificuldade de uma maneira diferente. Pode ser a descoberta de uma doença, a morte de um familiar, a perda de guarda dos filhos, ruínas financeiras, uma traição, um fracasso, tudo pode ser um motivo para alguém, mesmo que possa parecer completamente impensável para todos os outros.

Eu precisava tentar descobrir algo mais sobre o João.

– Eu vendo carros.

– Legal. Mas qualquer tipo de carro? Você trabalha com uma marca específica?

– Não. Vários modelos.

– Eu não sou muito ligado em carro, João. Apesar de estudar bastante sobre a segurança de cada um deles para saber o que e como fazer em cada acidente que vamos atender. É muito importante para a gente saber as chances que cada pessoa tem de sobreviver.

Ele ficou calado e eu prossegui.

– E você teve algum problema no seu trabalho?

– As vendas estão difíceis. Já faz um tempo.

– Mas você sabe qual é o problema? Por que não está vendendo?

– Não sei. Já disseram que é culpa de uma guerra não sei onde.

– E isso te deixou com problema de grana?

Ele ficou calado e olhou para baixo. Percebi que isso poderia ser o problema. Ou, pelo menos, um deles. Olhei para o Magalhães e percebi que o Denílson estava logo atrás dele. Fez o sinal de que a equipe estava pronta no andar de cima.

— João, sabe desde que horas você está aí?

— Não sei, bombeiro.

— Pode me chamar de Farah. Ou de Léo se preferir.

— Não sei, Léo.

— Ok. Vou lá dentro pegar um pouco de água pra você e já volto. Tudo bem?

Tirei a cabeça da janela e fui em direção a geladeira para encher meu cantil. Ele fixou o olhar em mim, meio sem entender a minha atitude de simplesmente deixá-lo lá. Com isso acabou se aproximando mais da janela para ver o que eu faria.

Fiz um sinal para Denílson e Magalhães, de maneira que eles entendessem que eu estava com a situação sob controle e que provavelmente não precisaríamos fazer a abordagem tática. Vi um porta-retrato com a foto de uma mulher, provavelmente seria a esposa dele. Após encher meu cantil, parei diante da foto e fiquei observando por alguns segundos. Fiz de propósito para que ele percebesse. Então retornei para a janela.

Bebi um pouco de água do meu cantil, fechei e estendi para ele.

— Aceita?

— Pode jogar aqui.

— Se eu jogar, pode cair lá embaixo e machucar alguém. Pode pegar aqui. Confia em mim. Eu não vou fazer nada.

— Promete?

— Lógico. Eu só não quero que aconteça nada de errado com você. Eu não me perdoaria por isso.

Ele se aproximou, bem colado à janela. Eu conseguia ver que ele realmente não queria pular. Estava assustado, desnorteado, perdido na sua insegurança. Abaixou e pegou o cantil na minha mão. Nesse momento eu já estava com metade do corpo para fora da janela. Aproveitei para olhar rapidamente para cima, sem que ele percebesse, e vi Menon e Carol em posição perfeita para uma abordagem tática.

João voltou a ficar de pé, abriu o cantil e bebeu bastante água. Já devia estar ali há muito tempo e muito nervoso. Fechou o cantil, foi ao meu encontro e me devolveu.

— Você estava com sede, hein João?

– Estou....estava.

– Está com fome também?

Ele não respondeu.

– Me conta o que aconteceu, João. É só falta de dinheiro mesmo?

– Só falta de dinheiro? É uma dívida enorme. Já tentei de tudo e não tem mais solução. Não tenho como pagar. Já não consigo dormir, não tenho um dia de paz.

– Sei como é. Já passei por isso.

– Já? – Ele me olhou com cara de espanto.

– Já sim, João. Foi uma fase terrível da minha vida.

– E como resolveu?

– Então, João, eu estava construindo minha casa e acabei me enrolando um pouco com os cartões de crédito e empréstimo. Mas achei que estava tudo sob controle, porque era um desconto direto na folha do meu pagamento. Só que por algum problema do sistema o valor não estava sendo repassado para o banco. Virou uma bola de neve. Aí o banco protestou meu nome. Foi terrível.

– E como você pagou?

– Eu não consegui pagar ainda. Tô pagando aos poucos da maneira que eu posso.

– Mas o banco aceitou isso?

– Eu disse com toda a verdade que eu queria pagar, mas se não aceitassem um valor razoável dentro do meu limite eu não conseguiria pagaria mais. Eles poderiam seguir com o processo, tentar tomar bens, mas eu não ia deixar minha esposa e meus filhos passando fome, ainda mais por um erro que não era meu. Conversei muito com minha esposa e ela ajudou a segurar as pontas com nossos filhos. Foi bem apertado e ainda está sendo, mas é a maneira que nós encontramos juntos.

– Foi parecido comigo. Mas eu fui ao banco hoje de manhã para conversar com o gerente. Ele disse que ainda iria ver. Me pediu para voltar lá amanhã, mas ele tá me enrolando, só deixando minha dívida só crescer.

Vi que ele começou a se exaltar demais e tentei ir para um outro lado da conversa.

– Entendi. Aquela ali na foto é sua esposa?

141

— É sim – João respondeu sério.

— Para mim, família é o mais importante. Posso te mostrar uma foto da minha família.

Aproveitei esse momento para me sentar no parapeito da janela, pois já estava com a corda de segurança presa no meu cinto. Quando fui retirar a carteira do bolso veio junto o envelope do laboratório da ocorrência daquele senhor que eu havia esquecido de deixar no local, pois saímos correndo.

— Onde você arrumou isso? Eu vi esse envelope hoje de manhã.

Fiquei intrigado com aquilo e poderia inventar alguma história para tentar descobrir, mas isso quebraria a relação de confiança que já havíamos construído. Eu estava muito cansado. Achei melhor falar a verdade, pois aquilo ainda estava me incomodando demais.

— João, eu tô muito cansado! Atendi quatro concorrências antes de chegar aqui. E esse envelope aqui eu acabei de encontrar na casa de um senhor, que deveria ter uns setenta ou oitenta anos de idade. Nem vi o que tem aqui, mas acho que ele escreveu algo para o filho dele, que se chama Mateus.

— Sem H? – Perguntou João.

Olhei estranho para ele, mas peguei o envelope e li para me certificar.

— Sim. É Mateus sem H. Por quê? – perguntei curioso, pois ele sabia de algo sobre aquele senhor.

— Ele está bem?

— Por que você quer saber, João? É seu parente, um amigo ou algum conhecido?

— Não.

— Então, eu acabei de sair da casa dele, João. Mas dessa vez eu não cheguei a tempo.

— Ele morreu?

— Infelizmente. E eu sinto muito, João, por não ter chegado a tempo de perguntar para ele como estava se sentindo e se tinha algo que eu pudesse fazer por ele. Não cheguei a tempo de falar com as pessoas que nos chamaram estavam preocupadas com ele, para oferecer a água do meu cantil, para falar da minha família. Não cheguei a tempo para conversar com ele, igual eu estou falando aqui com você. Para mim não há dificuldade nenhuma nesse mundo que a gente não possa vencer. Mas dessa vez eu perdi a chance de mostrar para ele que sempre tem uma saída. E confesso pra você que eu tô me sentindo muito mal comigo mesmo, João.

– Mas como foi isso? Ele se matou?

– Alguma coisa fez com que ele quisesse terminar assim. E eu estou aqui pra não deixar você fazer a mesma coisa. Seria demais para mim. Queria muito que você me ajudasse com isso. Por favor, João, não vamos deixar o dia terminar assim pra gente.

Eu tirei minha luva e estendi a mão para ele.

João voltou o olhar para o horizonte e pensou por alguns instantes.

Então deu um passo para o lado e pegou minha mão. Passou pela janela e entrou cuidadosamente no apartamento. Assim que pisamos no solo firme daquela sala, ele me abraçou e desabou sobre mim. Soluçava num choro incontido, sem parar, como se estivesse colocando tudo de ruim para fora de uma vez só. Eu o abracei forte para que ele não conseguisse ver que meus olhos também estavam cheios d'água.

Magalhães caminhou devagar até a janela, olhou para cima e fez sinal para Carol e Menon de que a situação estava controlada. Voltou pra mim e enquanto eu abraçava João, fez um sinal de continência. Eu ainda abraçado com aquele homem, correspondi com a mão livre.

Depois de alguns instantes, sentamos no sofá. A equipe médica já estava na porta aguardando autorização para entrar. Antes de deixá-los começar os procedimentos, peguei na minha carteira a foto da minha família que carregava impressa mesmo, de um jeito que eles sempre pudessem estar mais perto de mim.

– João, todos os dias ao sair de casa a minha missão é voltar para eles, independentemente de todas as dificuldades e dores de um plantão como esse está sendo. Pela família, tudo vale a pena.

– Obrigado, Léo.

– Você tem filhos?

– Um.

A equipe médica se aproximou e deixei que iniciassem logo o atendimento. Saí com minha equipe do apartamento e entramos no elevador. Ninguém disse uma palavra. Eu não tinha a mínima ideia de quanto tempo durou toda aquela conversa com João. Mas foi bastante para Menon, Carol, Ferreira e Magela que ficaram ali o tempo todo esperando um sinal para tomar uma atitude extrema de abordagem tática, que eu não queria dar, e que eles também não queriam receber, pois esperavam que aquele seria o melhor final.

Já no térreo eu parei no saguão para anotar alguns dados com o porteiro para colocar no registro de ocorrência, enquanto a equipe saia para guardar os equipamentos nas viaturas. Assim que aqueles bombeiros pisaram na rua uma multidão começou a aplaudir. Provavelmente poucos ou ninguém ali conhecia o João, muito menos as muitas dificuldades que ele estava passando. Mas a única resposta que realmente importava naquele momento foi que algo impediu que o dia terminasse de maneira triste. Isso era importante para os vizinhos, desconhecidos, amigos e familiares de João, mas também para cada homem e mulher da minha equipe. Todos estavam exaustos. Também saíram cedo de casa, deixando uma família para trás, que estava na expectativa de sua volta, enquanto arriscavam sua vida para salvar outra vida. Eu tinha um orgulho enorme deles. Tenho até hoje.

As pessoas não paravam de aplaudir e gritar. Parecia que cada uma havia participado de alguma forma daquele salvamento, mesmo que fosse com torcida e orações. Fui o último a sair do prédio e entrei rapidamente na viatura. Peguei o rádio:

— COBOM, é o COE.

— Prossiga COE.

— COBOM a equipe do COE está deixando o local da ocorrência com êxito na missão. Missão cumprida com sucesso.

— COE, o COBOM parabeniza toda a equipe. Adianto que estamos recebendo muitas ligações da população agradecendo a atuação do Corpo de Bombeiros, QSL?

— QSL, COBOM. Agora vamos tentar chegar no quartel para almoçar – olhei no relógio e já passava de 20h.

— Positivo, COE. Vão com Deus.

Retornamos em silêncio. Ninguém falava nada. Chegamos no quartel e olhamos uns para os outros.

— Pizza? – eu perguntei

— Só se for uma pra cada – disse o Denílson.

# UM NOVO DIA

Dois dias depois, eu voltaria para um novo plantão.

Nossas vinte e quatro horas de trabalho precisavam de um intervalo de setenta e duas horas para que pudéssemos nos recuperar fisicamente, mas principalmente descomprimir todas as emoções de um dia intenso de trabalho de qualquer bombeiro. Mas especificamente aquele dia tinha sido muito intenso.

Apesar de não ter conseguido salvar aquele senhor no banheiro de sua casa, a última ação do dia no décimo quarto andar do edifício tinha feito bem para todos se sentirem cada vez mais certos de sua missão. Era muito confortante saber que conseguimos ajudar aquele homem a desistir de algo que ele nem deveria ter começado. Ele não queria morrer. Só precisava achar uma solução para um problema. Eu não precisei de nenhuma técnica especial, apenas dei um pouco de atenção e ouvi o que ele tinha para dizer, mas não queria falar.

*"Quantas pessoas naquele mesmo dia não passaram pelo caminho dele e tiveram essa oportunidade? Quantas fizeram isso, mas ele não conseguiu ouvir?"*

Certamente todas as pessoas que olharam nos seus olhos, perceberam seus sentimentos e disseram algo para acalmá-lo, fizeram sorrir ou agradeceram por algum gesto, fizeram parte daquele salvamento. Até mesmo um pôr do sol iluminado pode provocar uma pausa para se contemplar o belo horizonte, criando assim a oportunidade que faltava para respirar e repensar. Se mais pessoas acreditassem que a vida de alguém pode ser salva simplesmente assim, qualquer um poderia ser esse super-herói. Imagine quantas vidas no mundo a gente pode salvar.

Comecei a relembrar da primeira ocorrência do dia.

Aquela mulher que ninguém conhecia e talvez seja invisível para a maioria das pessoas, queria acabar com tudo do alto de uma passarela porque não suportava o fato de não ter o mínimo, a não ser a certeza de que não conseguiria mais dar um futuro diferente para sua filha. Quando alguém parou para lhe escutar, resgatou a esperança de que ainda poderia haver um outro caminho para seguir em frente.

Logo depois, uma mulher jovem, conhecida por muitas pessoas, que morava numa bela casa com um médico bem-sucedido e um filho cheio de saúde. Ela aparentava não precisar de mais nada, mas lá dentro se sentia tão vazia que preencheu aquilo com uma quantidade tão grande de comprimidos que fez ela desligar completamente. Mas agora ela e sua família tem a chance de se conectarem com aquilo que importa de verdade.

Depois foi um garoto de apenas catorze anos. Era novo para enfrentar tantos novos desafios de sua idade, além de outros que provavelmente vão ficar marcados para sempre em sua pele. Nunca saberei ao certo a dor que ele sentia. Só sei que a partir daquele dia ele saberá que pode confiar nas pessoas que se importam com ele e querem realmente ajudar a driblar todas as dificuldades.

Em seguida aquele senhor que parecia ter tudo e... Lembrei do envelope.

Saí correndo pela casa para procurar minha farda que coloquei para lavar e fiquei preocupado se aquele papel já estaria completamente encharcado pela lavadora. Felizmente achei ainda no cesto. Coloquei a mão no bolso e vi que o envelope ainda estava lá. O dia foi tão exaustivo que tinha me esquecido completamente. Li novamente o que estava escrito no envelope.

### "Para meu amado filho, Mateus"

Amado filho,

Não sei se fui um bom pai para você, mas eu procurei lhe dar o meu melhor. Ou o que sempre achei que seria o melhor para você.

Na verdade, eu sei que falhei. Depois de muitos anos buscando, eu guardei o melhor comigo: o tempo.

Ainda assim, gostaria de deixar algumas dessas lições para todos que cruzarem o caminho dessas palavras. Possivelmente alguns não entenderão tudo que elas significam. Tudo bem. Eu só aprendi depois de um bom tempo. E esse não tem volta. Então...

Aproveite enquanto é tempo.

Não há nada mais valioso que a liberdade. Com ela podemos escolher o que fazer a cada instante e assumir novas responsabilidades.

Brinque. Experimente. Faça novos amigos. Mantenha seus amigos. Viaje para conhecer pessoas e lugares diferentes, sempre que puder. Faça ser possível.

Reserve um tempo para ler. Livros conectam novos caminhos ou te desconectam das dificuldades. Eles te colocam para respirar em silêncio e também podem salvar vidas.

Seja gentil com quem encontrar. É assim que vão lembrar de você, permitindo que vá, mesmo querendo que volte sempre que puder para ficar ao seu lado.

Quando for escolher uma pessoa para dividir seu tempo encontre uma que te faça rir. Beleza, dinheiro e mentiras acabam. Sorrisos de verdade são para todas as horas.

Escute os mais velhos, mesmo que você ache que não tenham algo importante a dizer. Fale com eles também, mesmo que você ache que não tem nada importante a dizer.

Enquanto seus filhos ainda couberem em seus braços, aprenda com eles os melhores presentes que a vida vai lhe oferecer de graça.

Dê uma volta de bicicleta pela cidade. Faça uma cabaninha de lençol na sala. Escrevam juntos essas histórias que ficarão para sempre na sua velha memória.

Não colecione coisas. Colecione momentos que possam fazer seu coração acelerar e a consciência perceber que valeu a pena estar vivo.

Sim, dinheiro traz felicidade. Ajuda com conhecimento, conforto e segurança. Mas a melhor maneira de consegui-lo é fazendo algo para resolver o problema dos outros, não os seus.

Nunca ria do sonho de alguém e divida seus sonhos mais malucos com as pessoas certas. Prefira aquelas que torcem por você antes mesmo de seus planos começarem a dar certo.

Admire o sol, pois é Deus sorrindo pela manhã e de tarde. Agradeça todos os dias, inclusive o que deu errado, pois isso poderá ser seu livramento de amanhã.

Reze. Por mais que alguém insista em lhe dizer que não adianta. Faça suas orações do seu jeito e tenha certeza de que tudo tem um momento certo.

Quando estiver se sentindo muito mal com um sentimento, espere mais um dia. Se ainda estiver mal, espere mais um dia. O tempo é capaz de curar quase todas as dores.

Não pare no tempo para que ele nunca corra mais rápido que você.

Acho que é isso.

Só não deu tempo para te avisar que também descobri algo que o outro papel nesse envelope e o doutor podem te explicar melhor.

Até nos problemas eu me pareço com sua mãe. Mas somos diferentes em algo, pois ela escolheu enfrentar até o fim. Só assim eu tive o privilégio de parar "meu tempo" para estar ao lado dela. Mas a falta que sinto é tão grande que nem o tempo conseguiu curar.

Entendo que a minha escolha possa causar algumas dores, mas espero do fundo do coração que um dia possam me perdoar. Afirmo com toda a razão que essa não é a escolha certa. Mas é certo que meu tempo sem ela chegou ao fim.

Um beijo com amor e gratidão.

Do papai e vovô AMADO

Belo Horizonte, setembro de 2019.

..........................

Dobrei o papel e muitas imagens passaram em minha cabeça. Refleti sobre a minha vida, meus pais, irmãos, amigos, esposa e filhos. Pensei nas pessoas que de alguma forma cruzamos os caminhos no dia de hoje. Precisava encontrar uma forma do filho daquele senhor ler essa carta antes que fosse tarde.

Entrei no quarto para me arrumar, tomei um café rápido na cozinha e saí com minha moto.

Fui em direção à casa daquele senhor, na expectativa de encontrar alguém que pudesse me dizer onde morava o filho daquele senhor. Eu deveria entregar a carta para a perícia, mas antes eu tinha que fazer aquele filho se encontrar a última mensagem de seu pai.

Chegando na casa do senhor, ela estava fechada. Não havia ninguém.

Lembrei que na última ocorrência, o João havia dito que conhecia aquele senhor. Talvez pudesse ajudar a entregar a carta. Então segui até o edifício dele.

Ao entrar pela portaria, logo fui reconhecido pelo porteiro, que estava acompanhado de uma mulher.

— Bom dia.

— Bom dia, capitão. Aconteceu alguma coisa?

— Não. Nada não. Só queria saber como está o João. Será que consigo dar uma palavrinha rápida com ele?

— Acho que sim. Essa aqui é a esposa dele.

Imediatamente ela me abraçou. Ficamos assim por alguns segundos, até que ela perguntou:

— Desculpe, qual é mesmo seu nome?

— Léo.

— Oi, Léo. Vamos subir. Tenho certeza de que ele vai gostar de te ver.

Assim que entramos no elevador ela falou:

— Muito obrigado por tudo que vocês fizeram ontem.

— A senhora não precisa agradecer. Fizemos o que era necessário para que seu marido pudesse ter uma chance de entender melhor todos os problemas de dinheiro que ele estava passando e que sempre tem uma saída.

— Ele falou com o senhor sobre o dinheiro?

– Sim. Falou. Por quê?

– Porque ele não me falava nada. Eu percebia que a situação não estava muito boa, mas ele sempre se recusava a conversar sobre esse assunto.

– Imagino que ele não queria preocupar a senhora e seu filho. Aliás, é filho ou filha?

– Desculpe. Não entendi.

– Ele me falou que vocês tinham uma criança.

O elevador parou no décimo quarto andar. Abriu a porta do apartamento com cuidado e a casa estava em silêncio. Ela me convidou para sentar e foi verificar se João ainda estava dormindo.

– Depois de algum tempo de observação no hospital deram para ele uma medicação forte para que ele pudesse descansar em casa também. Enquanto isso, você aceita um café?

– Café eu nunca recuso.

– Eu acabei de passar. Vou pegar.

Sentei no mesmo lugar que estive ao lado de João no dia da ocorrência. Fiquei olhando a janela, que estava fechada. A senhora voltou com uma xícara de café bem quente.

– Obrigado – eu agradeci.

– O senhor comentou que ele falou de uma criança?

– Sim. Um filho.

– Então, capitão. Esse é um assunto delicado... Nós não temos um filho.

– Como assim?

– Eu engravidei, mas infelizmente sofri um aborto. Era o sonho do João. Assim que soube da notícia começou a fazer planos, comprar enxoval, começamos a preparar o quarto para o bebê... já tínhamos até escolhido o nome, que seria uma homenagem ao pai dele. Mas de repente, sem qualquer aviso, eu tive um sangramento e perdemos a criança.

– Pôxa! Meus sentimentos. Deve ter sido algo muito duro para vocês.

– Foi sim. Principalmente para ele. Eu até percebi que algumas vezes ele entrava naquele quarto ali, que está vazio, e voltava em silêncio. Cheguei a perguntar se tinha acontecido alguma coisa e ele respondia que só queria ver se estava tudo bem.

Nesse instante, João surge na sala ainda um pouco sonolento. Eu levantei imediatamente e abri meus braços a espera de mais um forte abraço. Ele prontamente correspondeu.

– João, como você está?

– Precisava desse descanso. Chegamos ontem à noite. É o meu primeiro dia em casa.

– Você já parece outra pessoa. Vai ficar bem agora.

– Vai sim. Vamos a uma nova consulta hoje para saber qual o melhor caminho a seguir daqui pra frente. Falaram de terapia, psicólogo, ainda não sei. Mas vai ficar tudo bem – falou com um semblante mais tranquilo, antes de olhar para mulher e complementar. – Já conversamos um pouco no hospital e consegui explicar para ela nossas dificuldades.

– Isso mesmo. "Nossas" dificuldades – reforçou a esposa. – E vamos superar tudo isso juntos.

– Que bom, que bom – eu disse, vendo que ele estava bem amparado para seguir em frente. – Eu vim aqui pra ver como você estava e acabei ganhando esse cafezinho, mas também queria saber se você conhecia aquele senhor que falamos, o senhor Amado ou o filho dele, o Mateus.

– Não o conhecia. Só nos vimos na cafeteria e depois no banco de manhã. Ele me disse algumas coisas que não lembro direito e depois eu fui conversar com o gerente. Por quê?

– É que ainda estou com aquele envelope e quero entregar para o filho dele.

– Capitão, ou melhor, Léo, se você permitir eu faço questão de encontrar o filho dele e entregar. Vai me fazer bem. Talvez o gerente do banco possa me ajudar com essa missão.

– Mas não vai te dar trabalho?

– Vai me dar prazer. Confia em mim?

– Claro! Se isso vai te fazer feliz, está aqui. Eu vou indo.

– Obrigado, amigo. Por tudo.

– Eu que te agradeço por confiar em mim – respondi, estendendo a mão e ganhando mais um abraço.

Virei para a esposa e complementei:

– Cuida dele?

– Pode deixar, capitão. Nós vamos seguir em frente. Juntos.

Passei pela porta, sem saber se um dia voltaria a ver João novamente. Se voltasse, esperava que fosse apenas para tomar um café bom como aquele.

O telefone de João começou a tocar e ele viu que era do banco. Atendeu e o homem se identificou. Era o gerente de sua conta, dizendo que soube do ocorrido, perguntando se estava melhor e desejando que ele ficasse bem. João agradeceu, dizendo que aquele era um novo dia e que assim que possível retornaria à agência para uma nova conversa. Então aproveitou para já perguntar se ele teria o contato do filho do senhor Amado e ficou em silêncio por alguns segundos, tentando entender o que aquele homem do outro lado da linha estava falando. Sua esposa apenas observava curiosa.

De repente, João sorriu.

..................................

# APENAS MAIS UMA CARTA

Até mesmo uma carta pode salvar uma vida.

Quem lida quase que rotineiramente com situações reais em que a morte pode ser o final de uma história, como um bombeiro, sabe que nos capítulos anteriores normalmente há em cada uma dessas pessoas uma luta interna pela sobrevivência e que muitas vezes apenas algumas palavras podem servir como uma saída de emergência, pois mesmo que seja lá no fundo, ninguém quer morrer.

Infelizmente já fui a vários acidentes que não havia mais vida para ser resgatada. Estive em um desabamento onde a vítima faleceu logo após nossa chegada. Participei e comandei operações em grandes desastres em que a nossa missão por muitos dias era localizar centenas de vítimas soterradas.

*"Poderíamos ter agido mais rápido? Poderíamos ter feito algo antes para que aquilo não acontecesse?"*

Principalmente no início da minha carreira essas perguntas me incomodavam e confesso que muitas vezes eu me senti muito mal, ainda mais quando chegava em minha casa e virava a chave do bombeiro para o pai, o marido ou o filho. De certa forma eu me sentia culpado por não ter feito algo a mais por alguém que não poderia mais retornar para sua casa e para sua família.

Por outro lado várias vezes nossa equipe chegou em ocorrências em que as pessoas pareciam já estar sem vida e agimos, sendo utilizado como um instrumento de algo muito maior e percebendo que aquele corpo desfalecido se enchia de vida novamente e os olhos de repente se abriam. O sentimento de quem presencia esse momento é bem parecido ao de um novo nascimento.

Após muitas ocorrências e um pouco mais de entendimento sobre a vida, aprendi que a capacidade de devolver a alguém uma oportunidade de viver não deve ser tratada pelo ego. É extremamente limitado achar que alguém sobrevive apenas pela ação dos Bombeiros, da mesma maneira que não era correto eu pensar que alguém perdeu a vida por nossa culpa, por não termos chegado a tempo.

O salvamento de um tentante de autoextermínio deve ser prioritariamente por mérito próprio daquele que está em meio a uma ou mais dificuldades e percebe por alguma razão, ou algo maior do que isso, que o melhor a fazer é realmente dar um passo para trás e tentar reverter aquela situação de outra maneira, que pode ser ainda desconhecida ou estar apenas esquecida, desorganizada em sua mente. Os Bombeiros são apenas mais um instrumento para ajudar a tomar a melhor decisão.

Realmente eu não acredito que alguém precise ser bombeiro para impedir que uma pessoa acabe com a própria vida. Precisa ser humano e simplesmente se colocar no lugar do outro.

*Quantos abraços já demos que também evitaram uma nova tragédia e nós nem soubemos?*

Quando alguém impede que algo aconteça, não está salvando só a vida de uma pessoa. Está salvando a vida do filho ou filha dela que ainda nem nasceu ou de alguém que ela também poderá dar esse mesmo abraço, criando um ciclo interminável de resgates. Pequenas atitudes podem ter consequências gigantescas que não conseguimos enxergar. E nem precisamos.

Eu percebi que poderia fazer algo nesse sentido contando essa história que tem algumas conexões com o que vivi realmente naquele dia de setembro de 2019. Mas muitos dos elementos aqui são obras da ficção, uma invenção que se aproxima do que realmente acontece ao nosso redor todos os dias e que não percebemos. A vida corrida, as novas tecnologias, muitas contas a pagar, discussões que poderiam ser resolvidas com uma palavra, diferenças que deveriam ser respeitadas... Esses e outros ingredientes abrem rotas de fugas para nossas responsabilidades de fazer o que é certo. Ou para esconder a valiosa possibilidade que temos de ajudar alguém que esteja precisando de algo, mas que talvez não saiba como expressar.

*Qual a dor que João, Walkiria, Gabriel, senhor Amado e aquela outra moradora "invisível" na rua estavam realmente sentindo? Falta de dinheiro ou uma ferida aberta? Solidão ou cancelamento social? Racismo ou culpa? Doença terminal ou dor da saudade? Será que todas se misturavam dentro de cada, enquanto os outros achavam tudo normal? Será que alguém poderia ter feito algo por eles antes? E agora?*

Muitas vezes as pessoas não percebem que precisam de ajuda. Outras sabem, mas não encontram forças para mudar e entendem que é melhor encerrar um problema da maneira mais triste possível, num caminho sem volta. Não conseguem raciocinar sobre a dor e todos os impactos que essa atitude irá causar em outras pessoas para sempre, pois sua cabeça está tão confusa e seus sentimentos bagunçados, buscando uma versão para sua história que seja mais confortável, mas que não é o final que poderíamos buscar juntos.

A cada quarenta segundos uma pessoa morre por suicídio. Reforço, pois esse é um número assustador. Ao menos deveria ser para todos que sabem dele. Por outro lado, também serve para mostrar que a cada quarenta segundos alguém tem a chance de mudar o rumo da história de alguém.

Ser gentil, dar um abraço, realizar uma ligação, mandar uma mensagem, abrir uma porta, preparar uma refeição, fazer um desenho, desejar um bom dia, agradecer de verdade, olhar nos olhos, escutar, dizer que ama, sorrir. São tantas formas e tantos superpoderes.

Ninguém nunca saberá exatamente a quantidade de vidas que já salvou. Mas uma coisa eu garanto: não desista de salvar uma vida, pois nunca mais vai se esquecer disso.

A cada quarenta segundos alguém pode salvar uma vida. Pode ser qualquer pessoa, muito mais que um bombeiro, pois nem sempre um desses profissionais vai conseguir chegar a tempo, porque o tempo não para.

# POSFÁCIO

Dra. Karen Scavacini

Instituto Vita Alere

Se você está emocionado, sensibilizado e tocado ao finalizar este livro, ele cumpriu seu papel! Muitas histórias foram contadas e se identificar com algumas delas é natural.

Aqui os Bombeiros mostram como podem mudar os desfechos, e agora, te convido a conhecer o que você pode fazer.

Mas será que é possível fazer alguma coisa?

Você pode fazer a sua parte. Claro que isso não dá a certeza de que nada vá acontecer, mas poder agir, oferecer ajuda, escutar, são passos essenciais para se aproximar e, quem sabe, fazer a diferença na vida de alguém.

Sentir-se conectado, importante e ver saídas em vida são fatores de proteção do suicídio.

Talvez você esteja se perguntando como começar. Vou te ajudar. Vamos lá?

Podemos prevenir o suicídio e nunca prever quem, quando e como vai ter esse comportamento. Não sabemos se a pessoa vai falar o que realmente está pensando ou se vai aceitar nossa ajuda.

Lidar com o suicídio é lidar com o não saber. Por isso todos ao redor ficam surpresos quando isso acontece, e não, ninguém esperava, ninguém está preparado para lidar com alguém amado que quer morrer.

Mesmo nós, especialistas no assunto não temos uma bola de cristal para ter essa certeza.

Não saber é diferente de não poder fazer nada. A prevenção é possível e pode ser feita por qualquer pessoa.

Mesmo que o Léo conte cinco situações que aconteceram em setembro, esse não é um mês com os maiores índices. E ao contrário do que muitas pessoas pensam, falar abertamente de maneira ética e responsável não aumenta o número de casos.

No geral a pessoa se sente como se tivesse em uma situação sem saída, achando que seu sofrimento não vai acabar nunca e sem forças para continuar.

E se você se identificou com as histórias e acha, nesse ponto, que o suicídio é uma solução para você, PARE e peça ajuda.

Quando não se vê outra saída que não a morte, é porque você está com a vista, o coração e os caminhos embaçados. As histórias narram o pior momento da vida de alguém, quando a esperança desapareceu. Não sabemos como continuaria a vida de cada uma dessas pessoas agora.

Voltando para o que você pode fazer: pessoas comuns podem agir, perguntar e se envolver.

Se a pessoa falar, ou postar que quer morrer, que pensa em se matar, que gostaria de estar morta, ou começar a dizer que não aguenta mais, que quer sumir, que está cansada da vida. Se ela tiver tentativas de suicídio anteriores, ameaçar ou ter um plano para o suicídio. Se estiver com algum transtorno mental, com mudanças bruscas de comportamento, problemas de sono, raiva, impulsividade, desejo de vingança; sensação de estar preso e sem saída; isolamento: família, amigos, eventos sociais; falta de sentido para viver; aumento do uso de álcool e/ou outras drogas, impulsividade e interesse por situações de riscos, atenção! Ela pode estar em risco de suicídio.

O Léo traz em suas histórias vários fatores de risco para o comportamento suicida, como perdas financeiras, problemas no relacionamento, presença de um transtorno mental, o medo se ser culpado, preconceito, descoberta de doença grave, bullying, perda da esperança. O suicídio NUNCA ocorre por uma só causa ou por causa de uma pessoa. Lembre-se sempre disso.

Cuidado para não cair no mito do "quem fala não faz". Quem fala pode fazer e podemos sim perguntar se a pessoa está pensando em suicídio. Não vamos colocar a ideia na cabeça dela se fizermos isso.

Mas como perguntar?

Bom, primeiro, lembre-se que se perceber algum dos sinais ou desconfiar de algo, aja, faça alguma coisa, se achar que não consegue perguntar, conte para alguém (com cuidado e respeito). O suicídio é algo muito grave e complexo para uma pessoa resolver sozinha.

Deixe o celular de lado, vá para algum lugar calmo, olhe nos olhos da pessoa e explique para ela suas preocupações, fale o que tem percebido e como tem se preocupado, mas sem tom de crítica ou julgamento. O objetivo é acolher e dar voz, ouvir.

Diga que se importa e dentre as várias perguntas, tente saber se a pessoa planeja fazer algo com ela. Quanto mais respostas positivas, maior o risco.

Se perceber o risco, inclua outras pessoas nesse cuidado, como um profissional da saúde mental. Não deixe que o estigma e preconceito te impeçam ou impeçam a outra pessoa a pedir ajuda.

E se você perdeu alguém para o suicídio e está pensando que poderia fazer algo diferente que poderia mudar o que houve, não faça isso. Aqui conhecemos o que chamamos de gota d'agua. Não é fácil prevenir o suicídio e, como falei anteriormente, prevenir não é prever.

O luto por suicídio é mais intenso, duradouro e cheio de culpa, por isso procure ajuda e conheça pessoas que passaram pela mesma situação. Isso costuma ajudar essa difícil, mas possível jornada

Mas onde pedir ajuda?

Conheça sites e instituições sérias, como:

— **CVV.org.br**

— **mapasaudemental.com.br**, que oferece um mapeamento nacional de locais de atendimento gratuito em saúde mental, uma biblioteca de materiais online e um guia de ajuda

— **Instituto Vita Alere de Prevenção e Posvenção do Suicídio** que tem inúmeros materiais gratuitos em seu site www.vitaalere.com.br, grupos de apoio gratuitos e vídeos explicativos em seu Youtube.

Como psicóloga, que fundou um Instituto de Prevenção do Suicídio e que facilita muitos grupos de apoio, também conheço inúmeras histórias e te garanto: nós nunca sabemos as coisas boas que a vida nos guarda, mas precisamos estar vivos para ver.

Viu só quanta coisa! Espero que você perceba quantos são os caminhos possíveis e mesmo com receio, com medo ou sem saber a frase perfeita, possa oferecer ajuda e fazer a diferença na vida de alguém.

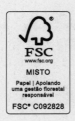
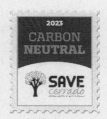

◎ editoraletramento
🌐 editoraletramento.com.br
ⓕ editoraletramento
in company/grupoeditorialletramento
🐦 grupoletramento
✉ contato@editoraletramento.com.br

🌐 editoracasadodireito.com
ⓕ casadodireitoed
◎ casadodireito

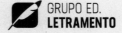